ESSAI

SUR LES

DYSPEPSIES

Corbeil. — Typ. et stér. de Crété fils.

ESSAI

SUR LES

DYSPEPSIES

DIGESTION ARTIFICIELLE DES SUBSTANCES FÉCULENTES

PAR

LE D' C. L. COUTARET

ANCIEN INTERNE DES HOPITAUX

ET PRÉPARATEUR DE CHIMIE A L'ÉCOLE DE MÉDECINE DE LYON

CHIRURGIEN EN CHEF DE L'HOSPICE DE ROANNE (LOIRE)

> « Ce que je puis affirmer, pour ce qui me
> « concerne, c'est que parmi les personnes qui
> « viennent me consulter pour des maladies qui,
> « bien entendu, ne les retiennent pas au lit, un
> « cinquième au moins est atteint de dyspep-
> « sie, sans que j'aie eu, que je sache, une répu-
> « tation spéciale à ce sujet. »
>
> (CHOMEL, *des Dyspepsies.*)

PARIS

VICTOR MASSON ET FILS

PLACE DE L'ÉCOLE-DE-MÉDECINE

MDCCCLXX

PRÉFACE

Ce n'est pas le désir de faire un livre, encore moins l'ambition de compiler les auteurs anciens et modernes, qui m'ont décidé à publier mes recherches.

Cet ouvrage est le fruit de plusieurs années de patientes et laborieuses expérimentations.

Exerçant la médecine dans une ville populeuse, j'ai été surpris du nombre prodigieux des maladies provenant d'une mauvaise digestion ; la dyspepsie se rencontre à chaque pas dans la clientèle. J'en ai moi-même été longtemps victime; aussi me suis-je dès le début appliqué à en bien étudier les nombreuses manifestations, pour les mieux combattre.

Ce qui m'a frappé de prime abord, c'est la confusion qui règne dans les classifications adoptées par l'École. Rien ne paraît changé sur ce point depuis le siècle dernier, et dans les monographies des plus célèbres médecins de notre époque, tels

que Chomel, Beau, Nonat, Guipon, Willième, etc.,
la division des dyspepsies est encore basée sur l'é-
volution des symptômes prédominants. Cette erreur est fatalement préjudiciable à la thérapeutique, qui devient purement symptomatique, au
lieu de s'appuyer sur les grands principes de l'é-
tiologie générale.

Quand on songe aux progrès de la physiologie
moderne, dont les brillantes conquêtes ont éclairé
d'une si vive lumière les secrets innombrables de
la digestion, on se demande, avec étonnement,
pourquoi on n'a pas essayé d'en faire une application complète et raisonnée à la nosologie du
tube digestif.

J'ai tenté cette œuvre plus grande que mes forces, en entrant dans la voie ouverte par les observateurs. J'espère y glaner après eux un léger bu-
tin, qui ne sera pas perdu, je l'espère au moins,
pour les malades.

La classification physiologique des dyspepsies,
que j'ai instituée, me semble éminemment pratique; car elle établit un ordre rigoureux dans les
diverses médications antidyspeptiques, tout en
fournissant l'explication de leur efficacité ou de
leur impuissance.

Cette classification est née dans mon esprit à la

suite de mes recherches sur l'assimilation des aliments féculents par nos organes, et leur digestion artificielle par la maltine.

J'ai été mon premier sujet d'expérience. La maltine m'a parfaitement réussi; j'en continue l'usage, avec un aussi heureux résultat, chaque fois que l'irrégularité de mon régime, ou les fatigues de la profession provoquent chez moi le labeur de la digestion. Encouragé par ces succès constants, je l'ai administrée à un nombre sans cesse croissant de malades, qui se louent presque tous de son emploi.

Ces considérations m'ont conduit à entreprendre ce travail, qui n'est assurément pas complet, mais auquel je me suis livré avec ardeur, pour faire connaître les surprenantes propriétés de la maltine dans la classe des dyspepsies les plus communes.

Il suffira peut-être que je préconise une médication nouvelle, pour être vivement critiqué par les uns, et quelquefois blâmé vertement par les autres. Si ce déboire m'était réservé, j'en serais cruellement affecté; mais je poursuivrais fermement mon but, en dévoilant la vérité à tous les yeux par la publication incessante d'observations véridiques et complètes. J'appelle la critique de

tous mes vœux, pourvu qu'elle soit impartiale et
réfléchie.

Il est du reste facile de se rendre compte de
mes travaux. Je les résume en quelques mots : les
substances féculentes ou amylacées forment la
base fondamentale de l'alimentation humaine, et
la salive joue un rôle capital dans leur digestion.

Il y a dyspepsie, toutes les fois que la sécrétion
salivaire est altérée dans sa quantité ou sa qualité ;
et ces cas sont extrêmement fréquents. La maltine
ou diastase végétale est une salive artificielle, aussi
puissante pour la digestion des féculents dans l'estomac du dyspeptique que dans la cornue de l'ex-
périmentateur.

Telle est la dyspepsie amylacée, celle que j'ai
plus spécialement étudiée dans ses symptômes et
son traitement. Le reste de ma classification est
basé sur les mêmes principes, qui sont : 1° le
rôle des organes digestifs ; 2° la nature de nos aliments, et 3° leur mode d'impressionner les diverses régions qu'ils parcourent, pour être digérés et
absorbés.

Ces données physiologiques et médicales sont-
elles vraies? sont-elles fausses? voilà toute la
question.

Pour moi, je constate un fait, qui tranche la

difficulté : dans les nombreuses circonstances où la mastication est incomplète, l'insalivation insuffisante, et la sécrétion salivaire altérée, la digestion est irrégulière et la dyspepsie prochaine, sinon nettement accusée.

D'un autre côté, j'ai étudié la maltine dans ses propriétés physiques, chimiques et physiologiques, que j'ai trouvées complétement identiques à celles de la diastase salivaire. J'ai été conduit par conséquent à la prescrire aux malades offrant les conditions dont je viens de parler ; le succès a le plus souvent couronné mes efforts, et la dyspepsie a disparu. Quoi de plus concluant? Or, c'est là ce que j'ai simplement exposé dans ce livre, en ayant la précaution de noter, aussi exactement que possible, les indications et contre-indications de ce nouveau médicament.

Je vais plus loin, et veux essayer de généraliser le problème pour rendre plus saisissable son côté philosophique, et laisser entrevoir des déductions pratiques, qui ont une bien autre portée médicale.

Le petit grain de blé se compose d'une enveloppe corticale protectrice et d'une masse féculente, au milieu de laquelle repose le gemmule préposé à la reproduction de l'espèce. Aussi longtemps que ne se manifestent point certaines lois bien déterminées, le petit embryon reste inerte, et ne fait pas acte de vie. On en a vu dormir des siècles dans le cercueil des momies égyptiennes, et se réveiller vivement à l'appel de la nature.

Dès qu'il se produit en effet certaines conditions de chaleur et d'humidité, le germe commence sa végétation. Que se passe-t-il dans cette petite semence, pour provoquer un résultat aussi admirable? Il se développe spontanément un principe nouveau et vivifiant, la maltine ou diastase végétale, qui convertit la fécule en sucre de glucose. Cette maltine fait ainsi passer la provision d'aliments, de l'état insoluble et inerte à l'état soluble ou assimilable. Le gemmule peut aussitôt s'en nourrir, la digérer, et commencer sa première période de vie végétale.

L'homme est à un certain point de vue semblable à ce petit germe : les féculents forment une partie importante de son alimentation. Or, tant que la fécule n'est pas modifiée dans sa constitution, elle est insoluble et indigeste pour nos organes. Mais les glandes salivaires jouent vis-à-vis de ces substances le même rôle que la maltine dans les graines : elles pénètrent la fécule de leurs sécrétions, qui renferment la ptyaline, la transforment en dextrine et en sucre, et l'offrent soluble et convertie à l'assimilation.

Cette curieuse analogie des moyens, prévus à la fois pour les plantes et les animaux, a été pour moi le point de départ de recherches, qui m'ont conduit à une loi d'unité sublime de simplicité et de grandeur : *les végétaux et les animaux vivent des mêmes substances alibiles; et la digestion s'opère dans chaque règne par l'intermédiaire du même principe actif, quand il s'agit de la même nature d'aliments.*

Je m'explique : l'homme se nourrit d'aliments féculents, gras et azotés ; et il possède des sucs spéciaux pour les digérer : la diastase salivaire, l'acide gastrique, et les liquides pancréatiques, biliaires et intestinaux. Les germes végétaux se nourrissent également de fécules, de substances albuminoïdes et d'huiles; ils doivent nécessairement posséder, sinon des organes, du moins des sucs digestifs particuliers pour se les assimiler. C'est en effet ce que nous observons dans la nature.

Il existe trois grandes catégories de semences : les graines féculentes, les graines azotées, et les graines oléagineuses. Les graines féculentes ont un gemmule, qui vit presque exclusivement de fécule ; celui des graines azotées digère près de 30 pour 100 d'albuminose, fibrine et caséine végétale ; et celui des graines oléagineuses s'assimile, à mesure qu'il végète, 30 à 40 pour 100 en moyenne de matières grasses.

On peut en déduire que, s'il existe des animaux frugivores, carnivores et omnivores, on rencontre dans les plantes des germes *amylivores*, *carnivores* et *adipovores*. Les premiers se trouvent dans les céréales par exemple ; les seconds dans les légumineuses ; et les troisièmes enfin dans la grande classe des semences oléagineuses.

L'observation physiologique nous a démontré l'identité absolue de la diastase végétale ou maltine et de la diastase salivaire ; il ne répugne pas à l'esprit d'admettre une analogie semblable entre le suc gastrique et la diastase des haricots ; entre le suc pancréatique et la diastase de la graine de lin.

J'ai traité dans ce livre de la première partie de ces études de physiologie comparée. Les succès, que j'ai obtenus, m'encouragent à poursuivre mes recherches sur les semences des légumineuses et des graines oléagineuses.

Cet aperçu rapide de mes doctrines me permet d'abord de prendre date, et ensuite de répondre à des objections faites sans doute avec bienveillance, mais émises avec une conviction, que je veux détruire à tout prix.

On a dit que si mes idées théoriques paraissaient inattaquables au chimiste, la pratique médicale devait malheureusement se ressentir des illusions inséparables de l'enthousiasme du savant. On a ajouté que la diastase végétale avait été employée depuis longtemps en médecine, sans avantages réels.

Ce sont là des faits qui manquent d'exactitude. Je n'ai pas à discuter la valeur thérapeutique de la maltine : j'affirme qu'elle m'a donné des résultats fort satisfaisants depuis 6 ans ; et que déjà un très-grand nombre de mes confrères se louent publiquement de son emploi. J'ai tout fait pour en préciser les indications, et je puis garantir la même réussite dans les mêmes circonstances. Je n'ai plus qu'à attendre le jugement de l'expérience.

Si la diastase végétale a été essayée avant moi sans bonheur dans la pratique médicale, si elle a échoué entre les mains d'habiles praticiens, je l'ignore ; mais à coup sûr cet échec tient à des causes indépendantes du médicament lui-même.

La maltine par exemple n'a pas encore été préparée en grand ; et jusqu'à ce jour elle figurait à l'état de curiosité dans les laboratoires de chimie les mieux montés. D'un autre côté, son procédé de fabrication, si délicat et si minutieux, était, jusqu'à mes travaux, abandonné à l'inspiration plus ou moins heureuse des préparateurs.

J'ai prouvé que si l'opération n'était pas suivie avec une rigoureuse attention dans tous ses détails, et dirigée d'après mes indications précises, on obtenait beaucoup de maltine altérée; sa quantité augmente dans ce cas, en proportion de la décroissance de son activité.

On peut se procurer, dans les premières maisons de produits chimiques, des échantillons de diastase végétale; mais les uns sont tout à fait impuissants devant la fécule cuite, et les meilleurs sont peu actifs, ou demandent deux fois plus de temps, pour agir d'une manière efficace.

Il existe une autre cause d'insuccès, dont j'ai failli être victime. La maltine est un médicament fort peu économique; et cependant il faut en administrer au moins 5 ou 10 centigrammes après chaque repas, pour en obtenir des effets curatifs. Je pense que certains expérimentateurs ont échoué, parce qu'ils sont tombés dans cette exagération.

Quelques-uns enfin n'ont pas tenu compte de ses réactions chimiques, et l'ont mêlée à des sclutions alcooliques, dans lesquelles elle meurt rapidement, et se précipite peu de temps après.

Du reste, je ne connais pas d'essais sérieux faits jusqu'à ce jour, pour introduire la maltine dans la matière médicale. Je suis même persuadé d'être le premier à en avoir donné à la fois les études physiologiques et cliniques, appuyées sur des observations détaillées et authentiques.

Jaloux de convaincre les plus incrédules, et de ne laisser aucune prise à la critique, je surveille à chaque opération la fabrication de la maltine, et je la fais essayer sous mes yeux. Grâce à ces sages précautions, je suis assuré de toute son activité. C'est pour moi le seul moyen de défendre mon œuvre et de répandre mes idées.

J'ignore quelle sera la destinée de ce livre dans le monde médical; mais je n'aurais jamais osé le publier, sans le soumettre d'abord au jugement toujours redouté des corps savants. L'Académie de médecine (*Séance du* 18 *janvier* 1870), l'Académie des sciences de Paris (*Séance du* 21 *février* 1870), la Société des sciences médicales de Lyon (*Séance du* 16 *février* 1870), ont accueilli tout ou partie de mon travail avec une bienveillance flatteuse, qui m'encourage à persévérer dans la voie que je me suis tracée.

Je prie mes confrères de saisir toutes les occasions, qui se présenteront dans leur pratique, pour mettre la maltine en usage. Je ne crois pas trop m'avancer, en leur prédisant qu'ils n'auront pas lieu de s'en repentir.

Mais je tiens essentiellement à ce que le blâme comme l'éloge soient le fruit d'observations directes et multipliées. Ce jugement sans appel sera, je n'en doute pas, l'éclatante démonstration de mes doctrines nosographiques et thérapeutiques.

Docteur C. L. COUTARET.

Roanne (Loire), le 15 avril 1870.

ESSAI

SUR

LES DYSPEPSIES

INTRODUCTION

Historique. — Recherches de MM. Irvine, Dubrunfault, Payen et Persoz. — Essais de MM. Peuvret et Chassin. — Applications thérapeutiques de la maltine. — Aperçu général de l'ouvrage.

En 1785, le docteur Irvine découvrit que l'orge germée avait la propriété de saccharifier l'amidon.

En 1821, M. Dubrunfault fit sur ce sujet des recherches qu'il publia en 1823 et en 1830.

Enfin MM. Payen et Persoz trouvèrent le principe actif du malt en 1823 ; ils reconnurent que l'orge germée, ainsi que toutes les graines en germination, renferment une substance azotée, à laquelle ils ont donné le nom de *diastase*. Ce nom ne répond pas à l'esprit de la nomenclature chimique actuelle, et n'en exprime pas parfaitement la signification propre. Il vient du grec διάστασις, disjonction, pour rappeler que la diastase sépare, en le rendant soluble, l'amidon des matières insolubles avec lesquelles il est mêlé.

M. Dubrunfault, poursuivant ses expériences, a perfectionné depuis cette époque les procédés d'extraction de la diastase, et lui a imposé le nom de *maltine*. Cette dénomination me semble mieux appropriée, et, dans le cours de ce Mémoire, je conserverai le nom de maltine à la diastase extraite de la farine d'orge germée.

C'est là sans contredit une bien belle découverte de physiologie végétale. Cette merveilleuse propriété de saccharifier les substances amylacées, qui entrent si largement dans l'alimentation humaine, m'a paru pouvoir s'appliquer fort avantageusement à la thérapeutique.

Depuis cinq ans j'ai commencé dans ce but des études que je viens résumer aujourd'hui.

MM. Peuvret et Chassaing m'ont précédé dans cette voie, mais leurs essais me paraissent bien incomplets. Ainsi, M. Peuvret a produit des bols à la diastase et au chocolat ; chaque bol renferme à peine 1 milligramme de substance active, et la boîte entière en contient juste autant que la dose moyenne, reconnue par moi nécessaire, pour obtenir une action manifeste sur les aliments d'un repas ordinaire. D'un autre côté, la diastase de ce pharmacien est peu active, ou s'altère facile-lement, car j'ai employé sans aucun résultat, sur 50 grammes d'empois tiède, tous les granules centraux des deux boîtes Peuvret, que j'avais à ma disposition.

Quant à M. Chassaing, il a fait un vin à la pep-sine et à la diastase. Cette association, qui semble au premier abord devoir être très-active, est ce-pendant tout à fait défectueuse. La diastase, en effet, ne conserve que peu de temps ses propriétés au contact de l'alcool étendu, et même elle se précipite promptement au fond du flacon. C'est ce qu'on observe dans les bouteilles de vin de M. Chassaing; j'ai recueilli ce dépôt, et j'ai cons-taté qu'il n'exerce plus d'action sur les amidons cuits; le vin lui-même, bien agité, ne donne pas de meilleurs résultats; je fais, bien entendu, ab-straction de la pepsine, puisque j'ai toujours ex-périmenté sur les féculents.

Ces insuccès ne m'étonnent pas, depuis que j'ai appris, par l'expérience, combien il est difficile de produire une diastase toujours identique dans sa nature et ses propriétés. Du reste, j'ai établi que la diastase bien préparée est insoluble dans la plupart des liquides, ou qu'elle s'y conserve fort peu de temps sans s'altérer.

Pratiquant la médecine dans une petite ville, j'ai été obligé de mettre un temps très-long à mes recherches, car les exigences de la clientèle enlèvent au médecin de province jusqu'au moindre loisir. Je me suis fait aider par les gens de ma famille et de ma maison ; M. Gerbay, pharmacien à Roanne, et ancien préparateur de chimie à l'école de médecine de Lyon, m'a également prêté son concours bienveillant. C'est ainsi que j'ai pu multiplier les observations, les répéter tous les jours, à chaque repas, et noter parfaitement les réactions de la maltine sur le plus grand nombre des aliments féculents employés dans les ménages.

J'ai été moi-même mon premier sujet d'expérience, les malades sont venus plus tard apporter à l'envi des observations de guérison et des preuves à l'appui de la théorie.

En introduisant la maltine dans la thérapeutique des dyspepsies, je crois être arrivé à des résultats sérieux et nouveaux. J'en indiquerai, aussi bien que possible, la préparation et les diverses formes sous lesquelles elle est le mieux tolérée par l'estomac ; je ferai connaître ensuite les substances qui aident à son action, et les indications précises de son emploi.

Les brillantes découvertes de la physiologie expérimentale m'ont aidé à formuler une nouvelle classification des dyspepsies. J'espère que cette classification pratique éclairera d'un nouveau jour le diagnostic, souvent si obscur, de ces maladies, et contribuera puissamment à préciser les indications thérapeutiques.

Enfin, je crois avoir démontré clairement que la digestion des substances féculentes est celle qui exige le plus de travail de la part du tube digestif, et celle aussi qui est le plus souvent enrayée par des causes morbides diverses. Dans ces cas, qu'on rencontre à chaque instant dans l'exercice de la médecine, la maltine est certainement le remède le plus promptement efficace, si on en associe l'action à l'observation des règles hygiéniques et du régime.

J'ai cherché la vérité sans idées préconçues et sans faire plier les faits devant les hypothèses. Ma seule ambition, en publiant ce travail, est d'appeler sur la maltine l'attention des chimistes et des médecins. Ils pourront constater l'exactitude des faits que j'ai annoncés, et perfectionner l'application de ce nouveau médicament aux diverses maladies du tube digestif.

Dans le cours de ce Mémoire il m'arrivera problablement d'émettre comme miennes des idées qui appartiennent à d'autres. Je n'ai jamais eu la pensée de les dépouiller de leurs travaux à mon profit.

Éloigné des centres scientifiques, je me tiens aussi bien que possible au courant des progrès de la médecine à l'aide des journaux spéciaux. J'ai puisé dans mes notes, et il me sera souvent impossible d'en bien préciser la provenance.

J'ose espérer que cet aveu sincère sera le sûr garant de ma bonne foi.

CHAPITRE PREMIER

DE LA MALTINE.

Préparation. — Quels que soient les procédés employés jusqu'à ce jour pour la préparation de la maltine, voici celui qui m'a donné constamment un produit identique.

La plus puissante source de maltine est l'orge germée des brasseries : 1 kilogramme de cette orge germée est concassé et pulvérisé avec soin, puis mis en macération pendant 24 heures dans 2 kilogrammes d'eau à 40 dégrés additionnée de 4 grammes de bicarbonate de soude. Cette température initiale n'est pas maintenue ; elle se met peu à peu en équilibre avec la chaleur modérée d'un appartement habité. Au bout de ce temps, on exprime fortement le mélange et on filtre la solution.

Ce liquide jaune et légèrement trouble est mêlé

à un peu de noir animal, mis sur le fourneau et tenu pendant quelques minutes à une température de 60 degrés pour coaguler l'albumine végétale. On filtre une seconde fois, et on ajoute à la solution filtrée son double en volume d'alcool à 90 degrés.

Il se forme immédiatement un précipité floconneux de maltine blanche, qu'on recueille sur des filtres. Il ne reste plus qu'à le sécher avec précaution dans une étuve à 40 degrés, et à le conserver dans des flacons bien secs.

Cette préparation, simple en apparence, demande de la part du chimiste les plus grands soins, s'il veut obtenir une maltine parfaitement identique dans ses propriétés physiques et chimiques.

Elle exige une grande habitude de manipulation : si on dépasse 40 degrés dans la première partie de l'opération et 60 degrés dans la seconde ; si on retarde de quelques heures la précipitation par l'alcool absolu, la maltine perd de ses qualités, et augmente d'autant plus en quantité qu'elle devient moins active.

Cette sensibilité extraordinaire du produit m'a longtemps contrarié dans mes recherches, tant que je n'ai pas pu en trouver l'explication précise. Aujourd'hui, je surveille avec le plus grand soin cette préparation, qui donne alors des résultats toujours identiques.

Physiologie. — On extrait la maltine de l'orge germée parce qu'on peut facilement se procurer la matière première dans les villes où il y a des brasseries. Mais toutes les pâtes de farines fermentées, toutes les graines de semences féculentes en germination en contiennent en plus ou moins grande quantité.

Il faut remarquer que la diastase agit dans les plantes exclusivement pour le développement du germe ; aussi toutes les parties des graines germées ne renferment pas une égale somme de ce principe actif ; *on en trouve d'autant moins qu'on s'éloigne davantage du gemmule.* Les radicelles en sont complétement privées ; la drêche, qui est la petite pousse de l'orge qu'on arrête dans son développement par un grillage fait à propos, en contient fort peu. La pomme de terre en germination n'a pas de diastase dans les racines ni dans les tiges ; le principe actif siége, dans le tubercule, uniquement autour du point d'insertion qui végète. On en a rencontré dans les bourgeons de l'*aylanthus glandulosa ;* il est probable qu'il s'en forme presque toujours autour d'un bourgeon qui va éclore. Nous verrons plus loin que les minéraux et les animaux ne sont point complétement dépourvus d'une substance au moins analogue dans ses effets.

Déjà, en 1864, M. G. Leuchs a fait une expérience curieuse, dont il n'a pas entrevu toute l'importance. On peut la répéter avec la certitude du succès, si on se sert de pommes de terre un peu vieilles et commençant à végéter : Exposez pendant 10 à 12 heures, à la température de 45 à 50 degrés centigrades, de l'empois d'amidon étendu d'eau, et additionné de pelures de pommes de terre crues et pilées ; au bout de ce temps l'amidon se trouve presque complétement transformé en glucose. L'amidon non converti en empois n'est presque pas modifié, en lui faisant subir le même traitement. Ici, la maltine, qui entoure les petits bourgeons radiculaires, agit avec une bien plus grande activité que celle que nous extrayons dans nos laboratoires. Elle se rencontre dans le tubercule à l'état naissant et soluble, et n'a pas été altérée par le contact des agents chimiques. Il est à regretter qu'on ne puisse pas l'employer sans la modifier par les réactifs.

M. Dubrunfault a cru avoir constaté la présence de la maltine dans toutes les graines des céréales crues, et même dans les eaux potables des fleuves et des rivières.

La loi de la localisation de la diastase autour du germe est plus clairement démontrée par une expérience directe sur l'orge germée.

5 kilogrammes de malt pulvérisés avec soin donnent d'une manière à peu près régulière 30 grammes de maltine.

Soit : 0,60 p. 100.

En tirant tout ce qui peut passer au tamis fin, on obtient en fleur de farine de malt 1500 grammes renfermant à eux seuls 23 grammes de maltine.

Soit : 1,565 p. 100.

Les 350 grammes de résidu n'en contiennent que 7 grammes.

Soit : 0,20 p. 100.

Cette expérience prouve surabondamment que, plus on se rapproche de l'enveloppe corticale du grain, plus aussi la maltine diminue.

Je maintiens donc avec la plupart des physiologistes, comme loi constante, qu'on trouve d'autant moins de diastase dans une graine germée qu'on s'éloigne davantage du germe.

Ma moyenne de maltine obtenue par kilogramme est de 6 grammes ; celle de M. Dubrunfault est de 15 grammes. Je n'ai jamais pu trouver l'explication chimique de cette différence, et, jusqu'à preuve contraire, je suis obligé de maintenir mes conclusions.

Propriétés physiques. — La maltine, que je prépare, se présente sous forme d'une poudre jaune blanchâtre, amorphe et incristallisable ; elle possède une très-forte odeur d'orge germée, ou de pâte de pain de seigle mal levée ; elle offre au goût une saveur à peu près semblable à son odeur.

Fraîche, elle se dissout facilement dans l'eau,

dans la proportion de 40 grammes par litre ; elle ne tarde pas à y entrer en fermentation et à se décomposer. Sèche, elle est moins soluble dans l'eau, 10 grammes par litre, et demande une porphyrisation préalable ; cette solution ne se conserve pas mieux que la précédente.

La maltine est fort peu soluble dans l'alcool étendu et l'éther, et tout à fait insoluble dans l'alcool absolu.

Les diastases qu'on trouve dans le commerce varient beaucoup de couleur, d'odeur et d'action sur la fécule. Pour me rendre compte de leur valeur respective, j'en ai fait venir des trois principales maisons qui en produisent. Elles sont toutes plus ou moins foncées en couleur, leur odeur est peu prononcée, leur goût fade ou mal caratérisé, et elles saccharifient la fécule à des degrés divers. Elles sont d'autant plus actives, qu'elles se rapprochent davantage de la mienne comme couleur, odeur et goût.

Il faut bien se garder de purifier la maltine par des précipitations successives. M. Dubrunfault l'a déjà démoutré, et l'expérience m'a convaincu, à mon tour, que les traitements énergiques employés pour son épuration en modifient la constitution et en diminuent les propriétés.

Elle semble, au sortir de la plante, être en dissolution complète dans la décoction d'orge. Par le fait elle filtre très-bien, mais lorsqu'elle vient d'être précipitée par l'alcool à l'état de crème, elle se dissout *beaucoup moins bien*. Reprise par l'eau et précipitée de nouveau par l'alcool, elle se dissout moins encore. Notons, également, qu'elle est d'autant plus active qu'elle est plus rapprochée de son état parfait de substance végétale.

Cela tient-il à ce qu'elle est essentiellement azotée, et que, comme le disent MM. Payen et Persoz, on lui enlève de l'azote à chaque purification? Je l'ignore; mais il est constant qu'elle perd ses propriétés actives, si on la manipule à plusieurs reprises dans l'alcool absolu.

La maltine agit sur la fécule à la façon de la diastase; elle la convertit avec une grande énergie d'abord en dextrine, puis en glucose. Mise en contact avec la fécule cuite, à froid comme à chaud, pourvu que la température ne dépasse pas 50 degrés, la maltine la fluidifie rapidement. J'ai toujours opéré à une température au-dessous de 40 degrés, pour me mettre dans les conditions de l'estomac en pleine digestion, et j'ai observé qu'à la dose voulue, il ne fallait pas plus de 15 minutes pour dissoudre la fécule. Une dissolution plus parfaite exige plus de maltine et plus de temps.

Dans mes expériences de digestions artificielles,

je n'ai jamais pu obtenir une dissolution complète de l'amidon; il arrive un moment où la maltine ne produit aucun effet, quelle que soit la quantité qu'on en ajoute. Je n'ai pu m'expliquer ce phénomène; mais j'ai remarqué que l'eau joue un rôle très-important dans cette transformation, et qu'il est indispensable d'étendre les fécules de dix fois leur poids d'eau, si on ne veut pas s'exposer à un insuccès certain. En fin de compte, on obtient un liquide blanc fluide mêlé d'amidon, de dextrine et de glucose.

J'ai reconnu avec MM. Payen et Persoz *qu'un gramme de maltine fraîche convertit assez bien en moins d'une heure 2 kilogrammes de fécule cuite.* Plus cette substance est fraîche, et mieux elle agit; moins elle a été purifiée par l'alcool, et moins elle est lente à produire ses effets. Telle que nous la préparons, elle est peut-être moins active, mais elle se conserve aussi puissante, sans s'altérer, dans des flacons bien séchés et tenus à l'abri de l'humidité.

M. Dubrunfault affirme qu'une partie de sa maltine peut convertir en dextrine 2 ou 300 mille parties d'amidon. Je regrette vivement de n'avoir pu arriver à ce résultat.

Cette conversion de la fécule en glucose est un fait fort remarquable; mais ce qu'il présente de plus singulier, c'est que *la maltine opère cette métamorphose sans subir d'altération.* Ainsi, d'une solution saccharifiée de fécule, étendue d'eau et filtrée, on précipite immédiatement toute la maltine avec une quantité suffisante d'alcool absolu. Cette maltine régénérée, recueillie sur des filtres et séchée, peut servir à de nouvelles expériences; mais elle a perdu une grande partie de son activité.

Il est facile de contrôler cette expérience sur la bière faite à point. En y versant de l'alcool absolu, on en précipite à l'instant un abondant dépôt floconneux et grisâtre de maltine. C'est du reste cette substance qui, continuant son action sur la bière vieillie, l'aigrit et la décompose.

Le même phénomène s'observe sur la solution de fécule saccharifiée par la maltine; la fermentation alcoolique tourne promptement, sous l'influence de l'air et de la chaleur, à la fermentation acétique; le liquide devient aigre et se couvre de moisissures. C'est bien là le développement ordinaire des ferments dans le règne végétal; et tout semble me confirmer dans cette opinion que la maltine est un ferment.

La maltine perd toute son action sur la fécule à une température de 100 degrés; elle brûle avec une flamme jaune au centre, et bleue à la circonférence; elle produit, en brûlant, une odeur très-prononcée, caractéristique des matières azotées, et son charbon conserve la forme et le volume de la poudre employée.

Propriétés chimiques. — La maltine, étant un ferment, n'a pas de formules chimiques.

Nous avons vu que, prise à l'état de crème de première précipitation, elle se dissout dans l'eau. Cette solution dans l'eau distillée donne :

Avec de l'*acide nitrique*,
—   *sulfurique*,
—   *chlorhydrique*,
—   *acétique*,
—   *citrique*,   } Rien.
—   *tartrique*,
—   *sulfureux*,
—   *pyrogallique*,

Avec de l'*acide tannique*, un précipité blanc, très-abondant et très-lourd.

—   *gallique*, un précipité trouble blanc.

Avec la   *potasse caustique*, } Rien.
—   *soude caustique*,

—   *ammoniaque*, précipité très-léger.

—   *eau de baryte*, dépôt blanc abondant.

—   *eau de chaux*, précipité gélatineux blanchâtre.

—   le *bicarbonate de potasse*, dépôt transparent, léger, se dissolvant dans un excès de réactif.

—   *carbonate de soude*, dépôt transparent léger, se dissolvant dans un excès de réactif.

—   *phosphate de soude*, dépôt trouble extrêmement léger.

—   l'*oxalate d'ammoniaque*, léger précipité.

| Avec l' | azotate de baryte,
chlorure de baryum, | dépôt blanc au bout de quelques minutes. |
| — | | |

—	alun,	
—	sulfate de soude,	
—	bichromate de potasse,	
—	chromate jaune,	Rien.
—	borate de soude,	
—	iodure de potassium,	
—	bromure de potassium,	

—   sulfhydrate d'ammoniaque, précipité très-léger.

—   bromure et iodure de cadmium, ensemble.

—	bromure d'ammonium,	
—	iodure d'ammonium,	
—	sulfate de magnésie,	
—	sulfate de zinc,	
—	sulfate ferreux,	
—	perchlorure de fer,	Rien.
—	cyanoferrure rouge,	
—	— jaune,	
—	sulfate de cuivre,	
—	bichlorure de cuivre ammoniacal.	

—   bromure de cadmium, fort précipité.

—   iodure de cadmium, précipité abondant.

—   sous-acétate de plomb, précipité immédiat très-sensible.

—   arséniate de soude, rien.

—   nitrate d'argent, louche.

—   protonitrate de mercure, beau précipité blanc.

—   bichlorure de mercure, dépôt moins abondant.

—   bichlorure de platine, trouble léger.

—   chlorure d'or, précipité lent jaunâtre.

—   alcool absolu, précipité abondant et caillebotté.

Avec l'	*éther,*	
—	*sulfure de carbone,*	
—	*acide phénique,*	Rien.
—	*benzine,*	
—	*aniline.*	

En résumé, la maltine est précipitée de ses solutions dans l'eau distillée par les sels de chaux et de baryte.

Les bicarbonates et les carbonates alcalins la précipitent d'abord, pour la dissoudre ensuite, si on ajoute un excès de réactif.

Les sels de mercure, de plomb, de cadmium et le tannin forment avec elles des composés lourds et insolubles.

Enfin l'alcool absolu la sépare immédiatement et complétement de ses solutions.

M. Gerhardt a écrit que la diastase blanche n'était pas précipitée par le sous-acétate de plomb ; j'ai souvent recommencé cette expérience, et j'ai toujours obtenu un dépôt abondant. Cela tient sans doute à ce que j'emploie de la maltine grise, c'est-à-dire moins purifiée. Je comprends qu'elle doit renfermer, dans cet état, de l'albumine végétale et une partie des sels de la macération d'orge, et que ces substances étrangères influent légèrement sur les réactions. Mais je n'engagerai personne à se servir de la maltine blanche pour les digestions artificielles, et encore moins pour les expérimentations cliniques, parce qu'elle est d'autant moins active qu'elle est plus pure.

M. Dubrunfault fait de l'action du tannin sur la maltine un caractère distinctif ; il a même constaté que cette nouvelle combinaison ne perdait aucune propriété de la maltine elle-même.

J'ai recherché avec curiosité quelle peut-être l'action des divers réactifs sur la maltine en présence de la fécule cuite ; c'était dans le but de jeter quelque lumière sur son application aux dyspepsies.

Voici les résultats à peu près constants de ces expériences :

Les *acides chlorhydrique,*
— *nitrique,*
— *oxalique,*
— *citrique,*
— *tartrique,*
} arrêtent complétement son action, surtout si on en ajoute une certaine quantité.

La *potasse caustique,*
la *soude caustique,*
l'*ammoniaque caustique,*
l'*eau de chaux,*
l'*eau de baryte,*
} l'arrêtent encore plus vite

Le *sous-acétate de plomb,*
les *sels de mercure de cadmium,*
le *tannin,*
} l'anéantissent complétement.

Les *sels minéraux,* retardent et diminuent sa puissance.

L'*arséniate de soude,*
les *carbonates* et les *sels alcalins,*
l'*acide acétique,*
l'*éther,*
les *huiles essentielles,*
l'*alcool étendu.*
} n'ont pas d'action sur elle.

Ces résultats sont à peu près semblables à ceux qu'ont obtenus MM. Gerhardt et Bouchardat.

On peut en tirer des conséquences pratiques importantes : la maltine perd sa propriété de saccharifier la fécule dans un milieu très-acide ou d'une alcalinité caustique. La chaux et la baryte en enrayent l'action ; et je suppose que c'est sans doute une des raisons qui rendent indigestes et si nuisibles à la santé toutes les eaux séléniteuses. Les sels de plomb, de mercure, de cadmium, le tannin, sont tout à fait incompatibles avec elle, et la plupart des sels minéraux nuisent à son efficacité.

D'un autre côté, il faut noter avec soin que la maltine dissout très-bien la fécule en présence des sels alcalins, et qu'elle n'est entravée en aucune façon dans son action par l'arsenic, le vinaigre, l'éther, les huiles essentielles et l'alcool étendu.

CHAPITRE II

DIGESTION ARTIFICIELLE DES FÉCULENTS PAR LA MALTINE.

MM. Brinton, Proust, Meissner, etc., désirant pénétrer les mystères de la digestion, ont fait des recherches intéressantes sur l'absorption des glucoses, des peptones et des albuminoïdes, produits définitifs suivant eux des aliments transformés, dissous et rendus assimilables. Ils ont réduit la digestion à un simple phénomène d'hydratation des aliments ; et cette fonction, que l'on croyait si compliquée, dit M. Willieme, fournirait au contraire un nouvel exemple de l'admirable simplicité de la nature dans toutes ses œuvres.

Je ne veux pas suivre ces savants dans des démonstrations expérimentales, qui ne m'ont point convaincu ; mais je dois reconnaître que l'importance de l'eau dans la digestion est bien plus considérable que je ne l'avais supposé au premier abord.

L'eau joue dans l'organisme humain un rôle qui est loin d'être secondaire. D'après les travaux de Burdach, Chaussier, Senac, etc., on peut estimer la quantité moyenne d'eau renfermée dans le corps de l'homme aux deux tiers de son poids, c'est-à-dire qu'un cadavre pesant 100 kilogrammes serait réduit par une dessiccation complète à 33 kilogrammes. M. le docteur Bergeret, de Saint-Léger, n'exagère rien selon moi en estimant à 2500 grammes, l'eau qu'un homme adulte, bien portant et se livrant à un travail normal, consomme en 24 heures. Il est donc de toute nécessité que l'eau se maintienne à une moyenne vitale précise dans un corps en bonne santé. C'est en grande partie par les aliments et les boissons qu'elle se renouvelle incessamment dans les cellules de nos tissus. Aussi, tous les médecins attachent-ils un grand prix à la détermination exacte des bonnes eaux potables. Ils savent qu'un grand nombre de maladies sont engendrées par la mauvaise qualité des

eaux, et le paysan le plus ignorant distingue aisément une source pure et salubre de celle qui
est séléniteuse et nuisible. Il est vrai qu'il en fait
plus souvent profiter ses bestiaux que sa famille.

L'eau absorbée pénètre par les capillaires dans
tout l'organisme, y entretient le jeu régulier de
son mécanisme complexe, s'y fixe momentanément
pour satisfaire aux exigences de la vie, et s'échappe
en partie au dehors par les excrétions intestinales, pulmonaires et cutanées. C'est un instinct
variable chez chaque individu, qui indique la
quantité d'eau qu'il doit absorber chaque jour ;
des causes nombreuses font varier cette dose normale. Mais les aliments, pour être régulièrement
digérés, exigent eux-mêmes une somme différente
d'eau suivant leur nature et leur préparation. A
priori, je suis disposé à croire, sans autres raisons
sérieuses, que le régime tonique à la viande
demande moins d'eau que le régime aux féculents.
C'est une conviction générale, qu'il faut boire
beaucoup plus, en mangeant des pommes de
terre, châtaignes, haricots, etc., qu'en mangeant
une côtelette ou un bifteck.

Pour mieux me rendre compte de ce fait d'observation populaire, j'en ai demandé l'explication
aux digestions artificielles par la maltine, et je
suis arrivé à des résultats assez curieux. Entrons
à ce sujet dans quelques détails.

Les fluides digestifs contiennent à peu près 90 pour 100 d'eau ; et tous les aliments dissous sont absorbés directement sans travail préalable du tube digestif. Partant de ce principe, je dois rechercher si la maltine exerce sur les féculents une action dissolvante égale chez tous, ou différente, suivant leurs diverses espèces ; et si l'eau et la chaleur exercent une certaine influence sur cette dissolution.

Voici le résultat auquel je suis arrivé :

1° *La maltine agit d'autant mieux qu'elle est plus rapprochée de son état primitif de végétation.*

Ainsi, j'ai pris l'eau de macération d'orge germée avant d'en avoir précipité la diastase par l'alcool. Un litre de ce liquide pèse environ 1050 grammes ; comme il renferme de 6 à 8 grammes de maltine, 15 grammes en contiennent à peu près 5 centigrammes.

J'ai fait des expériences comparatives sur un grand nombre de féculents ; je pesais 100 grammes de chacun d'eux, que je faisais bien cuire dans un litre d'eau et que je divisais ensuite en 2 parties égales. J'avais, par exemple, dans un vase n° 1, 50 grammes de farine de riz cuite dans unlitre d'eau, j'y ajoutais 5 centigrammes de maltine ; et, dans un vase n° 2, 50 grammes de farine de riz cuite dans un demi-litre d'eau, dans lequel je versais 15 grammes d'eau de macération d'orge germée. Les deux vases renfermaient donc une égale quantité de fécule cuite, de maltine et d'eau.

Au bout de quelques heures, l'hésitation n'est pas possible : l'expérience n° 2 est plus prompte et plus active. Bien qu'il soit difficile d'en faire une appréciation exacte, je pense que la maltine non précipitée est au moins de 25 pour 100 plus énergique que celle qui a subi l'action de l'alcool à 90 degrés.

En employant la crème fraîche de première précipitation, on obtient des résultats moins beaux qu'avec l'eau de macération, mais supérieurs à ceux de la maltine sèche. Cette crème fraîche perd, en séchant, 5 fois son poids d'eau ; il faut donc en employer 25 centigrammes pour 5 centigrammes de poudre desséchée.

2° *La maltine exerce sur les différents féculents une action dissolvante variable suivant les espèces.*

J'ai fait de nombreux essais sur l'amidon, l'orge, le riz, l'avoine, le pain trempé des potages, le macaroni, la semouille, le vermicelle, les pommes de terre, les haricots, les lentilles, la farine de maïs et les marrons ; c'est la liste des féculents généralement employés dans les ménages. J'ai étendu de dix fois son poids d'eau chacune de ces fécules, et, après la coction, j'ai eu soin de remplacer l'eau évaporée. J'ai opéré sur 25 grammes de féculents et 250 grammes d'eau avec addition de 2 centigrammes et demi ou 3 centigrammes de maltine.

Voici le tableau de digestibilité de ces substances :

1° Fécule de riz, d'orge, d'avoine ;
2° Fécule de pommes de terre, panure ;
3° Farine de maïs, de froment, de seigle ;
4° Pain trempé, pommes de terre en purée ;
5° Macaroni ;
6° Haricots, lentilles ;
7° Marrons ;
8° Grains de riz, d'orge, d'avoine mal écrasés ;
9° Féculents en morceaux, comme semouille, vermicelle, pommes de terre coupées, pain en morceaux non écrasés, etc. ;
10° Amidon, aliments mal cuits.

Lorsque les féculents sont bien cuits, parfaitement pulvérisés, et suffisamment étendus d'eau, la maltine les dissout rapidement ; et leur résistance relative à cette action est fort peu appréciable. Mais ces aliments sont, par leur nature même, ou plus avides d'eau, ou plus rebelles à la coction et à la pulvérisation.

Remarquons également que l'ordre établi dans le tableau précédent est à peu près celui qui est admis dans l'appréciation de la digestibilité de ces aliments.

Voici comment je conseille de diriger l'expérience, si on veut juger de la puissance relative de la maltine sur les féculents, et du rôle de l'eau dans cette transformation. J'ai choisi de préférence la farine de maïs, la farine de riz, la fécule de pommes de terre, et l'amidon.

Ce sont bien les quatre types des substances amylacées. Pesez 25 grammes de chacune d'elles; faites-les bouillir, jusqu'à coction complète, dans une quantité d'eau bien déterminée ; écrasez avec le plus grand soin ; laissez refroidir à 35 ou 40 degrés. Additionnez chaque vase de 2 centigrammes et demi de maltine : mêlez et abandonnez le tout à une température moyenne de 18 à 20 degrés.

Les tableaux suivants donnent la durée de la réaction, et les proportions d'eau et de maltine, que j'ai reconnues nécessaires à la même dose des quatre principaux féculents, pour obtenir une dissolution à peu près égale chez tous.

I.

FÉCULENTS.	25 GRAMMES CONTIENNENT :		DURÉE.
	EAU.	MALTINE.	
Fécule..............	425	0^{gr},025	1^h 30
Amidon............	400	—	1 45
Riz............	300	—	1 30
Maïs....	250	—	1 30

II.

FÉCULENTS.	25 GRAMMES CONTIENNENT :		DURÉE.
	EAU.	MALTINE.	
Fécule............	425	$0^{gr},05$	$0^h\ 45$
Amidon..........	400	—	0 55
Riz...............	300	—	0 45
Maïs...............	250	—	0 45

III.

FÉCULENTS.	25 GRAMMES CONTIENNENT :		DURÉE.
	EAU.	MALTINE.	
Fécule,...........	425	$0^{gr},10$	$0^h\ 30$
Amidon..........	400	—	0 35
Riz...............	300	—	0 30
Maïs...............	250	—	0 30

Si on ajoute une plus grande quantité de maltine, l'effet n'est ni plus complet ni plus rapide. Dans tous les cas, 5 et 10 centigrammes de cette substance agissent plus vite sur les fécules, mais ne la transforment pas mieux que 2 centigrammes et demi.

Si on a eu soin de conserver un étalon de chaque fécule cuite pour terme de comparaison, on est surpris de la puissance de cette digestion artificielle, et convaincu de la vérité de mes assertions.

Il y a encore un fait à noter : si les féculents sont mal cuits, ou imparfaitement réduits en bouillie, l'action de la maltine est entravée. Ainsi il est difficile, même après la coction, de bien réduire en purée la semouille, le vermicelle, l'orge, le riz, l'avoine en grains, etc., et ce sont justement ces substances, dans ces conditions, qui occupent l'avant-dernier rang dans notre tableau de digestibilité.

Il ressort de ces observations une conséquence importante, que nous mettrons en lumière dans son temps : à savoir, l'impérieuse nécessité de bien mâcher les aliments, non-seulement pour les imprégner de salive, mais pour les rendre plus facilement attaquables par les fluides digestifs.

3° *L'eau est indispensable aux digestions artificielles par la maltine.*

Nous venons de voir qu'en étendant en moyenne de 10 fois leur poids d'eau les féculents cuits, nous obtenions avec la maltine une dissolution normale. L'expérience réussit mal, si la quantité d'eau est moindre.

J'ai essayé de faire cuire 25 grammes de ces aliments dans 50 grammes d'eau. Voici leur tableau de digestibilité avec 3 centigrammes de maltine :

Pain trempé,
Farine de riz,   } un peu ramollis.
Farine de maïs,

Macaroni,
Farine d'orge,   } beaucoup moins ramollis.
Fécule de pommes de terre,

Avoine,
Marrons,   } presque rien.
Haricots,
Amidon,

12 heures après il n'y a pas de changement.

Or, en étendant chaque féculent de 200 grammes d'eau tiède, sans l'intervention d'autres moyens, la dissolution s'opère rapidement comme dans la première expérimentation.

Ce résultat ne laisse pas que d'être très-remarquable : cette avidité pour l'eau, que possèdent tous les aliments dans des proportions variées, se continue dans l'estomac en face des liquides salivaires et gastriques. L'absence ou l'insuffisance de l'eau dans l'alimentation peut donc être seule une cause déterminante des dyspepsies.

Voilà une preuve certaine du rôle important que joue l'eau dans la digestion ; elle vient à l'appui de la doctrine allemande de l'hydratation.

4° *Enfin, la température de 35 à 40 degrés cen-*

*tigrades est celle qui convient le mieux aux diges-
tions artificielles.*

Il m'est arrivé quelquefois d'échouer dans mes expériences, lorsque je ne prenais pas la précaution de laisser refroidir le mélange de fécule cuite.

La température de 60 à 70 degrés enraye la dissolution ; à 5 ou 6 degrés, au contraire, elle est ralentie, mais non arrêtée. Dans la préparation de la maltine, j'ai perdu en une seule fois 350 grammes de substance active, pour avoir laissé la macération, en plein soleil de juillet, fermenter à peine une demi-heure.

Entre 30 et 40 degrés la température marche régulièrement ; c'est du reste celle de l'estomac en pleine digestion.

Ces digestions artificielles sont fort intéressantes au point de vue de l'expérience ; et je pense qu'elles pourront jeter quelque lumière sur les maladies de l'estomac et leur traitement. Mais, avant d'aborder cette étude, il me reste à bien déterminer le rôle des graisses et des fécules dans l'alimentation humaine.

ROLE DES GRAISSES ET DES FÉCULES DANS L'ALIMENTATION HUMAINE.

A présent que nous connaissons mieux les propriétés de la maltine, il est de la plus haute importance d'étudier le rôle que les fécules jouent dans l'alimentation des peuples.

On divise les aliments en azotés, gras et amylacés.

La digestion des principes azotés se fait exclusivement dans l'estomac, c'est-à-dire dans un milieu acidifié par le suc gastrique. Devenus solubles, ils sont directement absorbés par les veines de l'estomac et de la partie inférieure du tube digestif.

La digestion des graisses et des fécules est beaucoup plus complexe ; elle se fait dans un milieu alcalin, et demande un plus grand nombre d'organes pour la parachever.

Et d'abord, les graisses et les fécules sont-elles d'une importance capitale dans la nutrition ? Ou bien, comme l'ont avancé des chimistes compétents, et surtout Liebig, traversent-elles l'économie sans y rien laisser, en servant seulement à la calorification, et s'éliminant enfin par les poumons à l'état de vapeur d'eau et d'acide carbonique ?

L'opinion des savants s'est beaucoup modifiée ; elle a même complétement changé sur ce point, depuis que M. Lehmann a publié ses belles études. Ce professeur a demontré que les aliments privés totalement de graisse n'étaient pas aptes à entretenir seuls la vie ; dans ce cas l'amaigrissement est rapide, et, pour rétablir la normalité des fonctions, il est indispensable d'ajouter de la graisse à la nourriture de l'homme.

M. Boussingault a confirmé cette assertion par ses analyses chimiques des fourrages. Il a établi que les corps gras sont nécessaires dans une certaine proportion pour l'alimentation des herbivores, et qu'on en extrait 500 grammes en moyenne sur 12,500 grammes de principe herbacé.

La graisse fait donc partie constituante des tissus animaux.

Nous allons corroborer cette opinion par l'étude physiologique des fécules, qui en produisent également, après avoir subi toutes les autres phases de leurs métamorphoses.

Quels qu'ils soient, les amidons sont introduits dans l'économie pour y être convertis en glucose, et rendus assimilables. En cet état ils sont emportés par l'absorption veineuse.

Ils aident évidemment à la combustion et à la calorification, et s'éliminent en partie par la surface pulmonaire. Mais là ne se borne pas leur rôle.

M. Cl. Bernard, dans une communication à la société de Biologie, a démontré que le sucre était une condition *sine quâ non* du développement des cellules des tissus vivants, et que sans lui ce développement avortait.

De son côté, M. Verdeil a découvert que le sucre introduisait à l'état soluble dans le sang la chaux et la silice, si utiles à la composition des os et des dents.

Enfin, et c'est là le fait que je faisais prévoir, M. Cl. Bernard, dont le nom revient sans cesse lorsqu'on parle physiologie, a clairement prouvé que le sucre digéré servait en partie à faire de la graisse. C'est une démonstration théorique d'une conviction populaire; que les féculents poussent à l'obésité. En général, il ne faut pas trop mépriser ces idées empiriques, acquises au vulgaire par l'expérience des siècles. Un jour arrive, où un profond observateur en démontre la vérité. Alors bien de brillantes hypothèses scientifiques sombrent subitement pour n'en avoir pas assez tenu compte.

C'est aussi, disons-le en passant, sur ce fait physiologique, que le docteur Jangot, de Lyon, a édifié sa théorie du diabète sucré. Elle est au moins aussi satisfaisante qu'une autre, et me paraît expliquer plus complétement la maladie : sous une influence pathologique, dit cet auteur, le foie ne convertissant pas en graisse tout le sucre qu'il doit transformer, le déverse à l'état de glucose dans la circulation ; celle-ci à son tour l'expulse par les urines à l'état de corps étranger excrémentitiel. Est-ce vrai? est-ce faux? Personne n'oserait l'affirmer. Profitons de ces travaux pour poursuivre nos recherches et trouver, s'il est possible, des traitements nouveaux à des maladies jusque-là rebelles ou incurables.

La graisse, quelle qu'en soit l'origine, est en partie éliminée par la peau. On la retrouve dans les sueurs et le smegma cutané à l'état d'acide butyrique, formique et acétique. C'est pour cette raison, que la peau aide si activement à la calorification. Pendant les saisons froides, elle ferme ses pores, et retient dans son épaisseur une couche préservatrice de graisse, d'autant plus grande que la température est plus basse. Pendant les saisons chaudes, au contraire, son activité redouble, et elle proportionne sa puissance d'excrétion à la chaleur de l'atmosphère.

De là les mœurs instinctives des différentes populations : celles du Nord, vivant surtout de corps gras, et s'en enduisant la surface de la peau ; celles des contrées tropicales, mangeant des fécules en petite quantité, et se livrant religieusement à des ablutions journalières.

La thérapeutique a profité de ces découvertes, soit pour entretenir hygiéniquement la santé, soit pour combattre les maladies, en excitant ou paralysant, suivant les circonstances, les fonctions de notre enveloppe cutanée.

Nous sommes loin de la division des aliments

en respiratoires et protéiques, admise par tous, il y a peu d'années.

Devant les expériences multipliées que nous venons de résumer, et l'observation de la nature, qu'il est si difficile de bien noter, les physiologistes ont été forcés de s'incliner. Ils admettent aujourd'hui, comme nous, que les féculents et les graisses sont des aliments de premier ordre. Dans la nature ces substances se trouvent très-rarement isolées les unes des autres : les féculents renferment en général des corps gras et azotés ; il en est de même des autres aliments, qui n'ont pas été préalablement manipulés par les hommes. Du reste il est démontré aujourd'hui que les amidons, les graisses et les matières azotées sans mélange, sont incapables d'entretenir seuls la vie. Toutes les substances alibiles tendent à se confondre chimiquement par leur importance dans la nutrition. Elles ne sont pas aussi dissemblables qu'elles le paraissent au premier abord. Elles diffèrent, il est vrai, par la proportion des éléments qui les composent, mais elles sont toutes solidaires les unes des autres devant les organes.

Aussi utiles pour l'équilibre de la vie, elles entrent en plus ou moins grande quantité dans l'alimentation, suivant l'organisme auquel elles sont destinées, et les milieux dans lesquels vivent les animaux qui les absorbent.

Un coup d'œil rapide jeté sur l'histoire de l'humanité répandra sur cette question une vive clarté. Nos premiers parents ont vécu longtemps de racines et de fruits ; et ne se sont nourris de viande, que lorsqu'ils ont pu rendre par la coction la fibre musculaire assez tendre pour la mâcher avec leurs dents d'omnivores.

Ce progrès, si progrès il y a, a dû se réaliser avec une lenteur inouïe, car l'invention du feu a exigé du génie, qui s'en est rendu maître, la connaissance exacte de l'expérience des siècles.

Pendant ces longues années, les populations ont pourtant augmenté, et la terre s'est peuplée peu à peu de générations vigoureuses et énergiques, bien qu'elles n'eussent pour toute alimentation que de l'eau, des féculents et des légumes. Cet aperçu de la vie de nos premiers parents peut sans doute être sujet à controverse. La conformation des dents de l'homme le rend apte à manger la viande crue. Le porc, dont les mâchoires se rapprochent tant des nôtres, se repaît avec délices de chairs qui n'ont pas subi la coction. Au Pérou et au Mexique on fait une consommation énorme de viandes séchées au soleil, ce qui ne remplace en aucune façon l'action du feu. Le docteur Livingston, dans ses voyages au centre de l'Afrique, a rencontré, vers des régions torrides, des tribus vivant presque exclusivement de viandes crues.

Mais ces faits n'infirment en rien la vérité générale de ma proposition, car on voit encore aujourd'hui les Persan pauvres se contenter de dattes ; les prêtres de l'Inde, des fruit et de racines ; les parias et les Bédouins, de riz et d'eau. Les Chinois versent peu le sang des animaux. Les montagnards des Apennins et de la Suisse, ceux du Jura et de l'Auvergne vivent presque exclusivement de châtaignes, de pain et de petit-lait.

Notre belle population des campagnes ne mange que très-exceptionnellement de la viande ; elle jouit cependant d'une santé très-florissante et fournit aux travaux agricoles, ainsi qu'aux armées, les hommes les plus beaux et les plus résistants. Nous-mêmes enfin, qui pouvons ne pas nous imposer des privations très-rigoureuses, nous trouvons dans le menu de nos repas journaliers en potage, pain, pommes de terre, légumes, etc., une bien plus grande quantité pondérable de féculents que de viande proprement dite. Ces idées sont entrées naturellement, mais fort lentement, dans la pratique ; il a fallu l'intervention des grands savants pour les faire prévaloir.

C'est ainsi que M. Payen, en recherchant la loi qui régit l'alimentation humaine, a conclu à la nécessité d'une nourriture mixte composée de :

Pain.................. 1,000 gram.
Viande............... 286   —

et comme trop souvent la viande n'arrive pas jusque sur la table du paysan et de l'ouvrier, ce chimiste a prouvé que le pain et les substances amylacées similaires peuvent suffire seuls à l'entretien
régulier de la vie à la dose de :

1857 gr. pour représenter 130 gr. de substances azotées,

et

1933 gr.   —   300 gr.   —   carbonées.

Soit un total de 3790 grammes de pain pour
représenter 430 grammes de substances carbonées
et azotées, nécessaires à l'alimentation d'un adulte
pendant 24 heures.

L'administration supérieure s'est justement
préoccupée de cette question, et M. Dumas a pu
faire admettre comme base approximative de la
ration journalière du soldat :

Pain blanc................	516 ⎫	
Pain de munition.........	750 ⎬	1466.
Légumes...................	200 ⎭	
Viande fraîche...................		125
Total...............		1591

Ces études sont peut-être modifiées dans la pratique par des circonstances imprévues, mais elles
se corroborent les unes les autres, et concourent
par des voies diverses au même résultat; celui de
faire prévaloir le principe de la solidarité de tous

les aliments, et la prédominance dans l'alimentation humaine des substances amylacées.

Ce principe entraîne une autre conséquence importante à signaler. C'est la diversité des moyens employés par la nature pour garantir la régulière transformation des amidons en sucre; nous venons de voir l'action de la maltine ou diastase végétale. Nous allons parler de bien d'autres substances, qui en dehors ou en dedans de l'économie jouissent des mêmes propriétés.

CHAPITRE III

SUBSTANCES POSSÉDANT UNE ACTION SIMILAIRE A CELLE DE LA MALTINE

Substances possédant une action similaire a celle de la maltine. — Gluten, caséine, légumine, pectase, synaptase, etc. — Observations de MM. Mouriès, Le Ricque de Mouchy Béchamp.

De la salive. — Trois périodes distinctes dans la digestion. — Digestion spéciale des trois espèces d'aliments.

Importance de la salive dans la digestion. — Salive mixte et parotidienne. — Travaux de MM. Berzélius, Mialhe, C. Bernard, Bouchardat, Béchamp, etc. — Dyspepsie des fumeurs, des prêtres. — Précieux avantages des dentiers artificiels. — Instinct de certaines nourrices. — Diarrhée cholériforme des enfants à la mamelle.

Identité des diastases salivaires et végétales. — Application de la maltine à la thérapeutique des dyspepsies.

Le gluten, la caséine, la légumine, et peut-être aussi la pectase et la synaptase, opèrent la conversion de l'amidon en glucose et du sucre en alcool.

D'après M. Cl. Bernard, toutes les matières animales en putréfaction peuvent, à un moment donné, agir sur la fécule et la dissoudre.

On trouve dans ces observations des explications précieuses pour l'hygiène; ainsi la panification est en dernier résultat la dissolution partielle de la fécule par le gluten; la cuisson à 200 degrés du pain dans les fours des boulangers développe

dans la croûte une abondante conversion de l'a-
midon en dextrine.

La panure ou chapelure, si digeste aux convalescents, est l'application pratique aux estomacs malades ou affaiblis de cette transformation articielle.

M. Mouriès a prouvé que sous l'enveloppe corticale des grains, dans le son lui-même, résidait
un ferment particulier, qui, dans le fait d'une digestion naturelle ou artificielle, s'ajoute à l'action
glucosique de la diastase.

Chacun sait, en effet, que le pain blanc, dit de
luxe, est moins nourrissant que le pain bis, parce
qu'il a été dépouillé de plus de son à la meunerie.

Le fromage un peu fait se digère très-bien, et
aide au travail de l'estomac. Les viandes faisandées
permettent aux gastronomes d'absorber des repas
copieux. Il n'est pas enfin jusqu'aux fruits et aux
amandes des desserts, qui par la pectase et la sy-
nastase qu'ils renferment, ne concourent activement à l'assimilation des substances ingérées.

M. Le Ricque de Mouchy a observé dans la séve
des végétaux, dans les utricules polliniques de
plusieurs plantes, ainsi que dans certains liquides
des animaux et des insectes, des granules douées
d'un mouvement oscillatoire, et désignées par la
plupart des naturalistes sous le nom de *globules
mobiles*.

Il a reconnu que ces granules agissent sur l'amidon et le sucre, à la façon des ferments. Ces expériences remarquables ont été répétées sous toutes les formes, pendant plusieurs années, toujours avec le même résultat. Curieuses seulement aujourd'hui, elles peuvent devenir demain le point de départ d'une nouvelle série d'aliments.

Laissons parler l'expérience, mais nos neveux riront peut-être un jour de notre ridicule dégoût. Nous mangeons déjà avec plaisir les nids d'hirondelles, le caviar et les escargots ; pourquoi ne trouverait-on pas, dans plusieurs espèces de bourgeons, de séves végétales, de larves et d'insectes une nourriture substantielle et délicate ?

Enfin M. le professeur Béchamp, poursuivant ses belles recherches sur la fermentation, a découvert que la craie, si abondamment répandue dans la nature, était encore vivante, et qu'elle renfermait des granulations moléculaires possédant le mouvement brownien ; il a en outre prouvé que ce carbonate de chaux naturel exerçait sur le sucre une action fermentescible par l'intermédiaire de ces organismes inférieurs, qu'il a appelés *Microzyma cretæ*.

De la salive. — Les résultats que je viens d'énoncer ont évidemment leur application pratique, mais ils perdent de leur intérêt devant la prodigieuse puissance de la salive, dont nous allons étudier l'action snr les féculents.

Avant d'aller plus loin, il convient de résumer rapidement ce que je crois être le dernier mot de la science sur la digestion humaine. Nous y reviendrons si souvent, quand nous aborderons la thérapeutique, qu'il est nécessaire de bien fixer préalablement notre point de départ.

Prenons pour exemple l'alimentation mixte; les aliments sont mastiqués, réduits en bouillie et pénétrés de salive.

Le mucus buccal acide cède bientôt la prédominance au mélange salivaire, qui est alcalin. Le bol alimentaire est formé et entraîné par la déglutition dans l'estomac.

Là il pénètre dans un milieu acide, où la saccharification des amidons se suspend, pour laisser le temps au viscère de broyer la bouillie alimentaire, de la mêler intimement à l'acide gastrique et de commencer à son tour la conversion des matières protéiques en albuminose. Ce travail acide spécial est unique dans le tube digestif; il doit s'opérer dans certaines conditions d'équilibre pour que les alcalis salivaires n'enrayent pas la puissance de l'acide stomacal, et pour que la prédominance de l'acide gastrique ne nuise pas à l'opération encore incomplète des alcalis des premières voies.

Il faut une troisième condition indispensable à un bon travail digestif; c'est que le suc duodénal alcalin ne vienne pas se mêler prématurément aux aliments qui sont dans l'estomac.

MM. les docteurs Corvisart et Séré ont cru reconnaître au pylore la vertu de contracter son anneau pour prévenir cet inconvénient. Bien que le fait ne soit pas parfaitement démontré, il n'a rien d'invraisemblable, et je suis tout disposé, sur la foi de ces savants, à admettre cette prévoyance. Quoi qu'il en soit, le second acte de la digestion se passe dans un milieu acide et agit spécialement sur les substances azotées.

MM. Beaumont et Cl. Bernard ont fait à ce sujet une autre découverte fort importante pour la thérapeutique. Ils ont démontré qu'un suc gastrique neutre ou alcalin était une cause certaine de mauvaise digestion, et que, d'un autre côté, les alcalins, par leur contact avec la muqueuse de l'estomac, surexcitaient la sécrétion du suc gastrique.

Le bol alimentaire traverse le pylore et tombe dans le duodenum, où il se trouve une seconde fois dans un milieu alcalin en contact avec les sucs pancréatiques et biliaires.

Ici nous sommes arrêtés dans l'explication precise des phénomènes par une lacune de la science. Cependant nous pouvons affirmer avec MM. Cl. Bernard et Schiff : 1° que la fécule y achève complétement sa métamorphose en sucre: 2° que les

graisses y sont émulsionnées et rendues assimilables ; et 3° enfin, ce qui est moins bien prouvé,
que les matières albumineuses préparées par le
suc gastrique, condition indispensable, y achèvent
au contact de la sécrétion pancréatique leur transformation en albuminose.

Dans ce cas, la bile aiderait à l'émulsion des
corps gras et à la neutralisation de l'acide gastrique. Toujours est-il que cette troisième période
de la digestion est alcaline comme la première, et
qu'elle a surtout pour objet d'achever la saccharification des fécules et d'opérer l'émulsion des
graisses.

Enfin le bol alimentaire entre dans l'intestin,
dont les sécrétions variées ont été étudiées par
MM. Leuret et Lassaigne, et dans ces derniers
temps par M. Colin.

Malgré les beaux travaux de ces expérimentateurs, l'obscurité augmente à mesure que nous
avançons ; et il est impossible de bien expliquer
ce qui va se passer.

Toutefois, tenons pour certain que le bol alimentaire s'avance dans un milieu généralement
alcalin, et qu'il y achève sa dernière transformation en matières assimilables et excrémentitielles.

On a voulu dire que le suc intestinal résumait
les propriétés des trois premières séries d'organes
digestifs, les complétait, servait de contre-poids à

leur irrégularité, et équilibrait en définitive leurs fonctions diverses. Nous ne pouvons rien affirmer avant que la physiologie ait jeté plus de lumières sur ces phénomènes complexes.

Cette esquisse rapide de la digestion nous fournit une occasion de remarquer que, s'il y a trois espèces d'aliments, il y a aussi trois phases bien différentes dans le travail du tube digestif : 1° les féculents ne sont convertis en sucre que dans un milieu alcalin, pendant les première et troisième périodes de la digestion ; 2° les substances azotées ne sont dissoutes et rendues assimilables que dans un milieu acide, et dans la seconde période; 3° enfin les graisses sont émulsionnées par les alcalis du pancréas et de la bile, pendant la troisième phase digestive ou duodénale.

En résumé, *les fécules et les graisses exigent pour leur parfaite digestion un milieu alcalin; les aliments azotés, au contraire demandent éminemment un milieu acide.*

Cette observation physiologique nous rendra de grands services pour l'interprétation des dyspepsies et de leur traitement.

Importance de la salive dans la digestion. — Nous voyons par conséquent la salive commencer une opération achevée par le suc pancréatique. Cette insalivation me paraît être un des phénomènes les plus importants de la digestion. En effet, la salive est secrétée par huit espèces de glandes situées dans les joues, la langue, les lèvres et la voûte palatine.

Le mélange provenant de ces diverses sources se nomme la salive mixte, qui seule va nous occuper.

Le suc de la glande parotide et la salive mixte sont alcalins et seuls aptes à saccharifier l'amidon. Il a fallu répéter les expériences pendant longtemps, et assister à la lutte de bien des observateurs, soutenant les thèses les plus contradictoires, avant d'être définitivement fixé sur ce point des plus importants.

M. Bouchardat a rendu un véritable service à la science, en démontrant que le mucus de la bouche est ordinairement acide; mais qu'au moment de la mastication, les glandes salivaires sécrètent un liquide alcalin, dont la réaction prédomine. Du reste, d'après M. Cl. Bernard, une salive mixte acide n'a point d'action sur la fécule. Les patientes recherches de MM. Lassaigne, Lehmann, Colin, etc., ont enfin prouvé que le principe actif de la salive provenait presque entièrement des glandes parotidiennes.

Pendant longtemps on n'a pas pu se rendre compte de l'action de la salive sur les aliments. Chacun commentait à sa façon l'importance de cette sécrétion, qui paraissait du reste indispensable; mais personne n'en donnait une explication satisfaisante. Leuche le premier, Sébastian, Schawnn, Mialhe enfin, reconnurent que la salive jouissait de la propriété de convertir en glucose les féculents, servant à notre alimentation. Les expérimentations se multiplièrent, et bientôt on crut pouvoir inscrire à l'avoir des connaissances humaines, que la salive servait à rendre la fécule soluble et assimilable.

C'était une bien belle découverte pour la physiologie : elle paraissait acquise, lorsque MM. Bouchardat, Sandras et surtout Cl. Bernard, s'appuyant sur de nouvelles expériences, vinrent affirmer que le rôle chimique de la salive était à peu près nul dans la digestion. Cette assertion précise, émanant de physiologistes aussi distingués, devant lesquels on a l'habitude de s'incliner, a renouvelé toutes les controverses et les hésitations. Je me rappellerai toujours combien j'ai été péniblement affecté, lorsque, dans mes études médicales, je suis arrivé pour la première fois à cette partie de la science.

Je me disais, et je me dis encore que, si la nature a prévu pour le tube digestif un si grand nombre de glandes salivaires ; si la quantité de salive sécrétée par 24 heures, surtout au moment de la digestion, s'élève en moyenne à 350 ou 400 grammes, il est impossible que ce liquide ne serve qu'à l'acte mécanique de la déglutition. Il y avait un malentendu à contrôler, et les dernières recherches de M. Béchamp sont venues me confirmer dans mon opinion, en expliquant de la manière la plus évidente la cause de ces divergences.

Si la salive était douée d'une propriété aussi merveilleuse, que celle qui lui était attribuée par M. Mialhe, elle le devait certainement à un principe fixe.

Déjà Berzelius l'avait extrait et appelé ptyaline.

M. Mialhe perfectionna le procédé d'extraction, montra que la ptyaline était un produit altéré, et indiqua les moyens chimiques pour obtenir la diastase salivaire. Or, cette diastase animale n'est point un mythe ; on peut en démontrer la présence, en recueillant la salive pendant un repas, et en constatant l'énergie avec laquelle elle agit sur la fécule cuite.

A l'exemple de MM. Berne et Delore j'ai renouvelé plusieurs fois cette expérience, et le résultat a toujours été celui qu'annonce M. Mialhe, et qu'il est facile de contrôler par la teinture d'iode.

Sans être aussi explicite que ce savant chimiste, Asch et Leeuwenhoeck, Tiedmann et Gmelin avaient depuis longtemps reconnu qu'il existait dans la salive des globules vivants, auxquels ils attribuaient toutes ses propriétés.

Ces observations devaient porter leurs fruits,

puisque, reprises par M. le professeur Béchamp, elles ont abouti à une conclusion inattendue. Reprenant les travaux de MM. Mialhe et Bernard, le professeur de Montpellier a reconnu que les propriétés dissolvantes de la diastase salivaire sur la fécule étaient dues uniquement aux globules ou infusoires de Leeuwenhoeck. La salive de certaines glandes n'a aucune action sur les fécules, parce qu'elles ne renferment pas ces animalcules ; la salive mixte des repas, au contraire, agit avec beaucoup d'activité, parce qu'elle en contient beaucoup ; en revanche, elle perd ses propriétés glucosiques, dès qu'elle a été filtrée, et par conséquent privée de ces précieux infusoires.

C'est là, je crois, le dernier mot de la science, et l'explication raisonnée des contradictions, qui se sont élevées sur cette question primordiale. On peut donc affirmer, sans crainte, que la salive a pour principale fonction de convertir en glucose les aliments amylacés.

Je ne puis pas suivre ces grands observateurs dans leurs expériences physiologiques, parce que je n'en ai ni le temps ni les moyens. J'ai fait mes recherches dans le domaine de la pathologie, et mes observations sur l'homme malade.

Je crois que ce contrôle en vaut un autre, surtout pour éclairer un point obscur de thérapeutique. Voilà la conclusion à laquelle je suis arrivé : *La digestion se fait mal chez l'homme, toutes les fois que, pour une cause quelconque, il se produit pendant un certain temps une déperdition notable de salive.*

En démontrant cette proposition, j'aurai prouvé l'immense importance de la salive, et par conséquent l'heureuse influence, sur la digestion, de la maltine, qui est appelée à suppléer à ses fonctions.

Les personnes qui fument beaucoup crachent généralement beaucoup aussi ; elles sont presque toutes prédisposées aux glaires, aigreurs, gastralgies, et troubles variés de la digestion. Leur bouche est sèche ; les papilles de la langue sont saburrales, irritées, peu humides, et les muqueuses demandent à boire fréquemment.

A l'heure du repas, l'appétit n'est jamais activement excité. La salive fait défaut pour imprégner suffisamment le bol alimentaire ; la déglutition ne s'opère qu'à force de boissons, et le dîner se termine sans que les muqueuses de la bouche se soient rafraîchies, et sans que le bien-être, qui suit d'ordinaire un repas, soit survenu.

Si la salive n'était que le liquide de la déglutition, tout se terminerait là, et la digestion s'achèverait sans encombres.

Il n'en est rien : les symptômes de la dyspepsie ne tardent pas à se faire sentir, d'autant plus intenses qu'on a fumé davantage. Ils se dissipent pour ne plus revenir si on supprime la cause, et pour reparaître aussitôt, si l'on persiste dans la mauvaise habitude.

L'insuffisance de la salive me semble par là même bien démontrée. On pourra m'objecter, il est vrai, que la nicotine joue un grand rôle dans ce désordre passager. C'est un fait que je reconnais ; plusieurs fumeurs crachent peu, le résultat est cependant tout à fait identique, parce que la nicotine exerce son influence toxique sur les glandes de la bouche ; elle les paralyse et tarit leurs sécrétions. Au moment des repas, ces organes restent inertes, comme s'ils avaient épuisé leurs ressources par une expuition abondante. C'est rentrer dans la thèse que je soutiens. Du reste, on observe les funestes effets du défaut de salive dans d'autres circonstances analogues, dans lesquelles le tabac ne peut pas être accusé.

A certaines époques de l'année et surtout pendant le carême, les prêtres jeûnent et vivent d'aliments maigres, herbacés et féculents. En même temps ils se livrent avec ardeur aux pratiques religieuses, sermons, prières, confessions prolongées, etc. ; ils ne se lassent pas d'exercer avec dévouement leur saint ministère ; ils parlent beaucoup, dépensent une somme énorme de salive, et rentrent, en définitive, au point de vue pathologique, dans les mêmes conditions que les fumeurs. Interrogez-les après leurs repas, ils vous exposeront un tableau de leurs souffrances dyspeptiques, et vous y verrez une analogie complète entre leur malaise et celui que je viens d'exposer plus haut.

Lorsque les dents sont malades et qu'elles tombent peu à peu, la mastication est incomplète, et la digestion devient laborieuse. Tous les médecins ont observé de ces exemples, qui sont en vérité, pour la thèse que je soutiens, une démonstration irréfutable et définitive.

Je connais un riche négociant qui était privé de la plus grande partie de ses dents. Celles qui lui restaient n'étaient pas régulièrement adaptées en haut et en bas pour une mastication convenable. Ce négociant avait joui jusque-là d'une robuste santé et d'un vigoureux appétit ; il ne savait pas encore à son âge ce que c'était que de souffrir de l'estomac.

Il a persisté pendant cinq ans à se servir de ses mâchoires démantelées, plutôt que de se faire poser un ratelier. Pendant ces quelques années, il avalait les morceaux tout ronds sans les imprégner préalablement de salive, et digérait de plus en plus mal, à mesure qu'il usait davantage de ce système défectueux. L'appétit devint irrégulier et capricieux, la tête chargée et pesante après les repas, même le matin à jeun, et le caractère irritable et aigri. En un mot, une dyspepsie continue s'affirma chaque jour plus intense.

Cet état durait depuis quelques mois, lorsque M. X... se décida à aller trouver un dentiste habile, qui lui plaça très-adroitement un ratelier perfectionné. Le plus curieux de cette histoire, c'est que, *dès le premier jour*, les malaises dyspeptiques disparurent à tout jamais. A dater de ce moment, la santé a reparu parfaite, et l'appétit vigoureux comme auparavant. M. X... est si satisfait de cet heureux changement, qu'il dit à qui veut l'entendre, que les dentiers artificiels procurent une seconde jeunesse.

Des observations analogues se rencontrent fréquemment. Les personnes qui portent des rateliers savent fort bien qu'elles digèrent mal, quand elles ne s'en servent pas. Elles peuvent remarquer en outre que, sans leur dentier, elles avalent impunément des tranches de filet saignant, la digestion en est facile; tandis qu'il leur est impossible de manger sans souffrir du pain et des féculents dans les mêmes conditions. Dans le premier cas, la viande rencontre pour sa digestion le suc gastrique de l'estomac, et il n'y a pas besoin de plus; dans le second la salive manque, pour convertir les féculents en aliments assimilables, et la dyspepsie est inévitable.

Je ne saurais trop répéter que les rateliers ne sont

pas seulement des objets de luxe et de coquetterie, idée malheureusement trop répandue dans le monde, mais bien des meubles de première utilité. La mastication sans eux s’opère mal, et l’insalivation est incomplète. Quelle que soit la santé du sujet, la dyspepsie apparaît promptement, s’aggravant d’autant plus que l’absence d’agents masticateurs se prolonge davantage. Il n’y a pas de doute possible : la salive seule fait défaut ; et seule, dans ces cas, elle guérit le mal, lorsque la sécrétion en est régularisée par un fonctionnement normal. Aussi, quelles que soient les brillantes expérimentations physiologiques qu’on puisse m’opposer, je ne me rangerai jamais de l’avis des savants qui refusent à la salive le rôle capital que je lui reconnais absolument dans la digestion.

Je veux transporter ma démonstration à un autre âge, pour la rendre plus complète : il existe un usage populaire exclusivement basé sur l’utilité de la diastase salivaire. Je ne l’approuve pas parce qu’il est pratiqué dans de mauvaises conditions, mais je suis obligé d’en admettre les effets immédiats : les nourrices qui ont sevré trop tôt leurs petits enfants, ou bien qui, ne pouvant pas les nourrir au lait, leur font avaler de la bouillie, du pain et des féculents, ont l’habitude, au moins dans nos pays, de mâcher préalablement les substances qu’elles leur font prendre.

On a blâmé cette manière d'agir, en préten-
dant que la femme profite malgré elle de la partie
la plus succulente de l'aliment. Je la blâme aussi
comme système d'élevage, mais je l'approuve de
toutes mes forces, dès l'instant qu'on fait manger
un enfant à la mamelle.

Ce petit être ne salive pas encore : il est à un
âge où la nature a prévu pour lui du lait, et du
lait maternel seulement. Au lieu de lui en donner, vous lui faites prendre des aliments féculents. Comment voulez-vous qu'il les digère sans
maladie? La nourrice, instinctivement intelligente,
imprègne le bol alimentaire de sa propre salive,
en prépare par ce moyen la dissolution, et l'ad-
ministre à l'enfant. Celui-ci peut à son tour plus
aisément se l'assimiler, grâce à cette diastase ma-
ternelle, sans laquelle il mourrait sans doute de
diarrhée incoercible.

Cette méthode, quelque dangereuse qu'elle soit,
offre certains avantages ; elle n'est pas assez répandue. Bien des nourrices mercenaires, ce fléau
des grandes villes, ne prennent pas de si grandes précautions pour des enfants auxquels elles
ne sont pas attachées ; elles les voient mourir
sans pitié, et ne songent qu'à faire durer le
plus longtemps possible des mois de nourrice
posthumes.

M. Liebig, en chimiste philanthrope, a voulu

arrêter une mortalité aussi effrayante : il a inventé une farine destinée à remplacer le lait maternel. C'est là assurément une exagération. On a beaucoup écrit pour ou contre ce produit nouveau, sans se rendre un compte bien exact de sa valeur. Je l'ai essayé souvent ; il ne répond pas à tous les besoins, mais je puis assurer qu'il est un progrès réel. Il n'arrache pas tous les enfants à la mort, mais il en sauve beaucoup ; dans tous les cas il retarde activement leur agonie, et donne le temps d'employer des moyens plus efficaces. Accusez plutôt hautement la négligence des parents entraînés dans le tourbillon des affaires ; la soif d'argent qui dévore tout le monde, même les nourrices, habitant les pays pauvres, et peu habituées aux aisances de la vie. Le vrai danger est là.

L'idée éminemment humanitaire de M. Liebig lutte contre cette nécessité sociale. Il faut lui rendre justice en interprétant sa pensée : il a eu pour but unique de remplacer dans l'estomac de l'enfant la salive qui lui manquait. Il y a introduit de la farine d'orge germée, qui contient cette maltine, dont nous nous occupons aujourd'hui. Je sais bien que cette farine est incomplète, que bien des fois elle n'a pas été assez puissante pour enrayer le mal ; mais je connais aussi certaines mères qui lui ont voué un culte de reconnaissance. J'ai modifié cette préparation, je crois l'avoir rendue beaucoup plus avantageuse pour l'éducation des enfants à la mamelle. Je reviendrai sur ce sujet dans la partie thérapeutique de ce mémoire.

Pour terminer ces observations de physiologie pathologique, je rappellerai qu'il existe un moyen assuré de guérir une grande partie des dyspeptiques et de les soulager tous.

Il consiste à conseiller aux malades de mâcher longtemps les aliments avant de les avaler. Or que fait le médecin en recommandant de manger lentement et de mâcher beaucoup? Il veut que la salive se sécrète en abondance, et imprègne largement le bol alimentaire.

Ces études cliniques ne sont certes pas aussi brillantes que les expérimentations physiologiques. Je les crois aussi concluantes, et je suis convaincu que tous les dyspeptiques me donneront raison : ils conviendront, sans hésiter, que *la salive est dans la digestion d'une incontestable utilité, et qu'elle est indispensable au fonctionnement régulier du tube digestif.*

Identité des diastases salivaires et végétales. — Nous venons de passer en revue les principales substances végétales et animales qui, pour les besoins immédiats de la vie, aident à l'assimilation des féculents. Parmi elles la salive et la diastase végétale occupent le premier rang : elles jouissent toutes deux des mêmes propriétés dissolvantes et d'une égale énergie sur la fécule cuite et hydratée.

« Le plus curieux de cette histoire, écrit M. Berard, c'est que la diastase salivaire, agissant absolument comme la diastase découverte par MM. Payen et Persoz, possède toutes les réactions chimiques de cette diastase, et se trouve dans la salive humaine dans les mêmes proportions que la diastase dans l'orge germée, à dose minime par conséquent, puisqu'elle n'excède pas 2 millièmes. »

Ces conclusions puisées dans le beau travail de M. Mialhe nous font admirer une fois de plus l'unité des lois qui régissent la matière.

N'est-elle pas assez remarquable, en effet, cette simplicité de moyens identiques pour les végétaux et les animaux, lorsqu'il s'agit dans les deux règnes de l'assimilation des mêmes substances?

Il ne faudrait pas pousser la comparaison jusque dans les moindres détails ; en agissant ainsi, on compromettrait les meilleures causes. Le fait général reste acquis : les diastases végétale et animale sont à peu près identiques. Les chiffres brutaux dans leurs conclusions achèveront de démontrer cette grande vérité.

Il y a, nous le savons, une sécrétion moyenne de 3 à 400 grammes de salive mixte par 24 heures chez l'homme. Cette salive renferme 2 grammes sur 1000 de diastase; c'est par conséquent 80 centigrammes de diastase par jour. Or, comme un gramme de diastase salivaire peut convertir, d'après M. Mialhe, 2 kilogrammes de fécules cuites en glucose, chaque adulte en sécrète assez pour suffire à la solution quotidienne de 1600 grammes d'aliments féculents. Ce chiffre est supérieur à celui de 1000 grammes adopté par M. Dumas, et de 1466 grammes donné par M. Payen, comme moyenne des féculents absorbés chaque jour de par la grande loi de l'alimentation humaine. Encore savons-nous fort bien que le suc pancréatique vient en aide à la salive, et que la transformation complète des féculents s'achève au niveau du duodenum avec une nouvelle et suprême énergie.

Ces chiffres sont la répétition exacte de ce que nous avons observé dans le règne végétal : les céréales en germination renferment une quantité de diastase différente suivant leurs espèces. L'orge, par exemple, en contient 6 à 8 grammes par kilogramme. Comme ces semences n'ont pas d'autre principe dissolvant, elles doivent satisfaire par la maltine seule à toutes les conditions de la germination.

Nous avons démontré, en outre, que, même extrait chimiquement, un gramme de maltine peut dissoudre 2 kilogrammes de fécule, somme de puissance égale à celle de la diastase salivaire.

Que conclure de ce résultat inattendu, si ce n'est que la maltine peut, poids pour poids, suppléer à l'action de la diastase salivaire; et qu'elle est appelée à rendre à la thérapeutique des services inappréciables, dans ces maladies dyspeptiques, dont la fréquence et la chronicité sont le désespoir des médecins?

En résumé : 1° les fécules et les graisses sont d'une importance capitale dans l'alimentation ;

2° Elles forment la base de la nourriture de tous les hommes, à quelque degré de l'échelle sociale qu'ils soient placés.

3° La salive n'est sécrétée si abondamment que pour digérer les féculents : la déglutition n'étant qu'un acte mécanique secondaire.

4° La maltine et la diastase salivaire sont absolument identiques dans leur composition chimique, leur mode d'action sur la fécule, et leur destination propre dans des mondes différents.

5° Enfin la maltine peut suppléer à l'action de la salive ; la remplacer quand elle n'est pas assez abondante, augmenter son action quand elle est viciée dans sa composition, et par conséquent soulager ou guérir un grand nombre de dyspeptiques.

D'après ce qui précède, on doit être tenté de croire que l'homme assimile sans *peine* les féculents, et souffre surtout de la digestion des viandes. C'est cependant le contraire qui existe, parce que le suc gastrique ne se sécrète que sous l'influence d'une excitation vitale, et que l'homme ne peut pas en disposer à sa volonté. De la salive, au contraire, il en use et abuse dans mille circonstances étrangères à sa nutrition. Par ses mauvaises habitudes, ses besoins artificiels, ses passions, son régime, etc., il semble faire tous ses efforts pour contrarier la première période de la digestion, celle qui s'attaque aux féculents. En un mot, il parvient avec peine à mal digérer les aliments amylacés, qui justement s'accommodent le mieux à son tube digestif. C'est au praticien à réparer la faute, à trouver un moyen naturel ou artificiel de suppléer à la salive absente et de rétablir l'harmonie des fonctions.

En abordant l'étude et le traitement des dyspepsies, nous allons démontrer que la maltine conserve dans l'estomac humain toute l'énergie de ses propriétés saccharifiantes sur la fécule, et qu'elle devient entre les mains du médecin un médicament précieux à opposer aux maladies de cet organe.

CHAPITRE IV

DE LA DYSPEPSIE

Définition. — Causes. — 1º Insuffisance d'alimentation ; — 2º excès d'alimentation ; — 3º insuffisance de mastication ; — 4º insuffisance ou altération de la salive ; — 5º irrégularité des heures de repas ; — 6º causes générales.

A toutes les époques de la médecine, on a donné aux maladies de l'estomac la première place dans le cadre nosologique. Il n'y a presque pas d'état morbide, qui ne diminue, altère ou paralyse l'acte digestif. Il faut donc bien définir ce qu'on entend par dyspepsie, pour éviter dès le début toute confusion.

La dyspepsie est pour moi l'altération primitive des forces digestives, entraînant une difficulté ou une lenteur dans l'assimilation des aliments. Elle est bien souvent toute la maladie ; quelquefois elle est la manifestation d'un état général qui la domine ; dans d'autres circonstances enfin elle est le résultat d'une maladie qui a disparu.

Il n'y a pas de dyspepsie dans l'indigestion, l'embarras gastrique, la gastrite, ni dans toutes les affections aiguës ou chroniques, qui compromettent le libre jeu de la vie. La maladie de l'estomac dans ces cas devient un symptôme secondaire, et fournit comme telles des indications spéciales aux médecins.

Je considère comme des variétés de symptômes dyspeptiques, l'apepsie, la bradypepsie, la cardialgie, le pyrosis, la gastralgie, la gastrodynie, la boulimie, etc., ainsi que la plupart des gastrites, classées par Broussais dans les inflammations. Ce n'est pas à dire que je sois de l'opinion de M. Beau, qui, tout en faisant le procès de Broussais, tombe dans un excès analogue : il accapare une partie de la pathologie au profit de cette maladie, qu'il a étudiée avec une prédilection évidente.

Causes.

Un tableau complet de toutes les causes des dyspepsies sortirait du cadre de ce travail. Je désire appeler l'attention sur celles qui sont les plus communes et peut-être les plus négligées dans les traités classiques. J'espère prouver que la dyspepsie est généralement produite par l'oubli des plus simples règles de l'hygiène, et que le régime suffirait le plus souvent à la guérir. C'est pourquoi je regarde comme indispensable de faire un triage dans ces causes multiples, et d'isoler celles qui paraissent primordiales ; c'est le seul moyen pratique de découvrir les lois thérapeutiques qui conduisent à un traitement efficace.

On devient dyspeptique :

1° Par insuffisance d'alimentation ;

2° Par excès d'alimentation ;

3° Par insuffisance de mastication ;

4° Par insuffisance ou altération de la salive ;

5° Par l'irrégularité de l'alimentation ;

· 6° Par l'influence des causes générales.

1° Insuffisance d'alimentation.

Je ne parle pas des pauvres ; il est aisé de guérir leurs dyspepsies avec une nourriture saine et abondante. Je n'attends pas que la maltine soit expérimentée dans les hôpitaux ; la dyspepsie est une maladie des gens à l'aise, et c'est pour eux que ce médicament a été préparé. Beaucoup de personnes, sans s'en douter, ne mangent pas assez : M. Beau a eu raison d'insister tout particulièrement sur cette cause ; avant lui on ne l'avait pas assez appréciée, et on ne s'était point rendu un compte exact de ses effets.

On croit par exemple que le café au lait, le thé, ou le chocolat pris au déjeuner nourrissent mieux qu'un potage ordinaire ; et cependant le pain trempé est digéré au bout d'une heure ou deux ; tandis que ces substances donnent pendant plus de quatre ou cinq heures une sensation de plénitude épigastrique. Or le potage au pain, étant substantiel et agréable à l'estomac, se digère rapidement. Le café au lait, le thé, le chocolat au contraire renferment peu de substances nutritives ; et ils passent lentement, parce qu'ils sont plus indigestes. On mange moins avec ces déjeuners, qui paraissent occuper l'estomac pendant quatre ou cinq heures, qu'avec un bon potage digéré rapidement.

Les chrétiens fervents qui jeûnent à diverses époques de l'année, les gens qui s'astreignent au régime maigre, ceux qui abusent des acides, etc., tombent pour ces motifs différents dans le même inconvénient. D'autres sont obligés par leur position de subir la fatalité de cette loi : ce sont les marins au long cours, qui mangent des légumes secs pendant des mois entiers, et amusent par ce régime leur estomac, sans l'alimenter sérieusement. Ce sont certains ouvriers, qui manipulent l'asphalte, le caoutchouc, le phosphore, le coton en bourre, la houille, etc. ; leur estomac est vivement affecté par les odeurs et poussières végétales ou minérales. Les forces digestives s'altèrent lentement, l'appétence des aliments diminue, et l'insuffisance de l'alimentation se traduit bientôt par quelques souffrances.

Des malades abusent de certains médicaments : de l'aloès et du camphre, si malheureusement vulgarisés par Raspail ; du copahu, du cubèbe et du mercure, devenus aujourd'hui un mal inévitable, grâce au progrès de l'immoralité et des nécessités de notre civilisation impatiente ; de l'iode et des antinévralgiques, médicaments précieux, qu'il ne faut pas prodiguer, sans consulter la tolérance du tube digestif.

Il en est de même des gens qui quittent les hautes montagnes, pour habiter des régions où l'air est moins vif ; et de ceux qui sont affectés de peines morales, de chagrins concentrés, de pertes pécuniaires et de souffrances de cœur. Il faut ajouter à cette classe de dyspeptiques, les convalescents, qui ont été éprouvés violemment par une maladie aiguë ou chronique, et dont les organes ont été vivement impressionnés par elle. La maladie a disparu, mais l'atonie du tube digestif persiste encore.

Quels que soient les motifs divers que nous venons d'énumérer, le résultat acquis est la diminution de l'appétit et l'insuffisance de l'alimentation. Tous les liquides digestifs sont altérés dans leurs qualités ou dans leurs quantités ; mais les glandes, qui subissent immédiatement la plus vive atteinte, sont assurément les glandes salivaires. Les passions violentes, les grandes émotions sèchent la bouche et font cracher épais. Les autres causes, que nous avons signalées, agissent de la même façon à des degrés différents. Nous aurons à tenir compte de cette interprétation, lorsque nous en serons à poser les indications pour les combattre.

2° Excès d'alimentation.

En général on mange trop : cette vérité a été mise en lumière par le professeur Chomel. M. Beau a pensé que c'était une exagération du grand praticien. Il aurait reconnu la vérité de cette assertion, s'il avait fait ses observations loin de Paris, dans les petites villes, dans nos campagnes. Là le temps le plus précieux est consacré aux repas : on mange abondamment trois et quatre fois par jour. Il faut que le tube digestif soit bien complaisant pour suffire à la peine.

Cette masse énorme d'aliments est disproportionnée aux besoins de l'économie, et à la quantité normale des liquides digestifs. C'est alors qu'interviennent dans le régime les épices, moutarde, vinaigre, hauts goûts, poivres, piment, et toute la série des condiments les plus chauds et les plus irritants. Ils excitent artificiellement l'appétit, et provoquent les organes à une sursécrétion des liquides digestifs.

Ce régime ne peut se prolonger sans de graves inconvénients. La dyspepsie est imminente. C'est la maladie des gens riches, qui font peu d'exercice physique, tout en mangeant beaucoup. Ils digèrent mal, parce que leur gloutonnerie compte sans la fatigue d'une série d'organes promptement épuisés par un travail excessif.

3° Insuffisance de mastication.

En général, on mange trop vite à Paris, comme dans le reste de la France. J'ai précédemment insisté sur ce point important. Ce qu'il y a de plus étonnant, c'est qu'il est facile de le faire comprendre aux dyspeptiques. Ils reconnaissent qu'ils digèrent mieux, lorsqu'ils mangent lentement, mâchent beaucoup et imprègnent suffisamment de salive le bol alimentaire. Ils font alors des efforts pour vaincre une habitude qu'ils ont contractée depuis longtemps; mais ils en sentent bientôt toute la difficulté, et préfèrent prendre des remèdes plutôt que de s'astreindre à manger sans précipitation. C'est la dyspepsie des gens affairés qui n'ont pas de temps à perdre ; ils avalent sans mâcher, la salive est insuffisante et la digestion laborieuse.

La dyspepsie contribue puissamment à l'altération des dents, et l'altération des dents devient à son tour une cause de dyspepsie. Comme la mastication est une condition *sine quâ non* de l'insalivation, et qu'elle ne peut pas s'achever régulièrement, lorsqu'il manque des dents, ou qu'elles sont malades, la digestion est incomplète presque toutes les fois qu'il y a diminution notable ou maladie des dents. Cette cause passe généralement inaperçue, et cependant on guérit bien des dyspeptiques, en leur conseillant simplement de se faire arracher les dents cariées, d'avoir pour les autres des soins qui ne sont pas assez communément mis en pratique, et enfin de faire remplacer les dents absentes par des dents ou dentiers artificiels.

4° Insuffisance ou altération de la salive.

De nos jours on fume trop. Comment résister à une sécrétion si abondante de salive perdue sans profit? Comment fournir au moment du repas ce liquide indispensable à la digestion, quand on l'a rejeté à pleine bouche pendant l'intervalle? Les glandes, quelque nombreuses qu'elles soient, ne peuvent suffire à une pareille consommation. Leurs fonctions s'allanguissent, et peu à peu elles ne sécrètent plus rien, pas même sous l'excitation du cigare, pas même sous celle de l'aliment; et il faut des épices ou des apprêts culinaries de haut goût pour donner un coup de fouet à ce sens énervé. Je ne veux pas revenir sur les détails que j'ai énumérés plus haut; j'en appelle aux fumeurs eux-mêmes.

Et dire que nous fumons avant le repas pour nous ouvrir l'appétit, et que nous fumons encore après sous prétexte de faciliter la digestion ! Avouons plutôt que cette mauvaise habitude est pernicieuse à l'estomac, et qu'elle donne naissance à un grand nombre de dyspepsies, qu'on pourrait facilement prévenir.

Dans le même ordre de causes il faut ranger la dyspepsie des prêtres, des avocats, des instituteurs et de toutes les personnes, en un mot, qui sont obligées de parler longtemps chaque jour ; ils dépensent beaucoup de salive, sans suivre en général de régime spécial. Ils vivent comme tout le monde, en consommant plus de féculents que de viandes, quand encore ils n'ont pas une alimentation exclusivement féculente. D'un côté la salive diminue par le fait du genre de vie professionnel ; d'un autre côté l'alimentation exigerait une dose certainement plus grande de sucs salivaires ; l'équilibre est promptement rompu.

Il en résulte, par la répétition de la même cause, une difficulté permanente de digérer les féculents, et par conséquent une gastralgie continue. Je vais plus loin : les gens obligés par leur profession de parler beaucoup sont presque tous dyspeptiques à un degré plus ou moins prononcé.

Il n'y a rien d'exagéré dans cette proposition, qu'il est facile de contrôler dans la pratique.

L'abus des alcooliques, les excès de boisson sont, dans le même ordre d'idées, une cause puissante des maladies de l'estomac. Je ne veux pas parler de leur mauvaise qualité, ni de leurs falsifications, pour faire une plus large part à l'alcool et aux huilès essentielles qu'ils renferment. Le cognac, l'absinthe, le vermouth, le bitter, et tant d'autres spiritueux, qu'on absorbe avant les repas, arrêtent l'appétit ; ils tarissent les sécrétions dans la bouche et dans l'estomac, surexcitent le cerveau et déterminent autour des tempes une sensation de compression pénible. A moins d'une certaine habitude, il est impossible de profiter des repas et de manger avec plaisir. Il faut que l'estomac soit bien vigoureux pour tolérer un mélange aussi hétéroclite, et opérer même avec difficulté l'élaboration de produits aussi disparates. Ce n'est pas toutefois sans en souffrir, ni sans le manifester bien vite par des aigreurs, des douleurs, des ballonnements et tout le cortége des dyspepsies.

On peut cependant user de ces excitants sans trop d'inconvénients, pourvu que ce soit rarement et avec la précaution de les boire en petite quantité, une heure ou deux avant le repas. Il se produit alors sur les muqueuses du tube digestif une action moins énergique, mais à peu près semblable à celle du nitrate d'argent : le breu-

vage diminue d'abord, et tarit ensuite toute sécrétion. Il y a comme une légère cautérisation.

Après un certain temps la réaction s'opère, et
la synergie des organes se réveille plus vive et
plus impérieuse. C'est bien jusque-là; encore ne
faut-il pas émousser par l'habitude cette propriété dangereuse, et ne pas abuser d'un véritable
caustique, qui use les viscères.

Les personnes qui, entre leurs repas, boivent
beaucoup de cidre, de vin, de bière, etc., ont
en général peu d'appétit. Un homme enclinà
l'ivrognerie se met à table sans envie, y reste sans
plaisir, et se lève sans avoir mangé la dose moyenne
d'aliments qu'il devrait normalement absorber.
J'en ai vu plusieurs arriver à un tel degré d'alcoo-
lisme, qu'ils ne prenaient qu'une quantité ridicule de substances alimentaires ; un, entre autres,
qui, après 20 ans de libations continuelles et d'i-
vresse non interrompue, vécut exclusivement pendant 8 mois entiers de vins liquoreux. Il s'éteignit
sans souffrance, après avoir prolongé ses jouis-
sances, en buvant chaque jour le peu de porto
que son estomac pouvait supporter. D'autres meu-
rent hydropiques ou dévorés par la fièvre hecti-
que. A un moindre degré, le vin, le cidre, la
bière, etc., pris habituellement à toute heure du
jour enrayent la digestion. L'estomac est plein
d'aliments et des spiritueux qui ne cessent d'y

affluer ; il ne peut pas satisfaire à ce double travail, d'autant plus que les liquides alcooliques demandent eux-mêmes à être assimilés. Il en résulte une altération inévitable des sécrétions, et tout naturellement une imparfaite digestion des aliments.

Ces personnes adonnées à la boisson ne se couchent pas sans avoir beaucoup bu. Elles dorment mal, rêvassent toute la nuit, et se réveillent avec de la céphalalgie, des nausées et de l'empâtement dans la bouche. Dès qu'elles se lèvent, elles sont prises de pituites, et rejettent avec douleur des quantités quelquefois incroyables de glaires et de mucosités. C'est un heureux effort de l'estomac, qui se purge instinctivement, et avertit inutilement le buveur des accidents qui le menaçent. Tableau affligeant et trop réel ! En province on rencontre à chaque instant des dyspeptiques passibles exclusivement de la cause dont je viens de raconter les pernicieux effets.

5° Irrégularité des repas.

L'irrégularité des repas est devenue fréquente à notre époque d'activité et d'ardentes préoccupations : *times is money*, il faut voler aux affaires avant tout ; on trouvera bien dans le jour une heure de loisir propice pour satisfaire au besoin devenu impérieux de prendre son repas. C'est la vie des gens d'affaires, des voyageurs de commerce, des médecins et de toutes les personnes tributaires du public, n'ayant pas comme les employés de bureau des heures de travail régulières. Elles sont fatalement vouées à la dyspepsie. Il en est de même des hommes atteints d'une passion ardente, de chagrins ou de soucis violents, et de ceux qui sont forcés à un moment donné de subir une fatigue physique excessive. L'état psychique, dominant l'économie, fait taire les sens, et les exigences de la profession imposent au tube digestif ses lois barbares.

Un médecin de campagne en est un malheureux exemple. De grand matin il part visiter un malade en danger, et pense revenir déjeuner à l'heure habituelle; vain espoir.

La distance était plus longue qu'il ne l'avait présumé, les chemins plus difficiles. Il arrive à dix ou onze heures du matin pour repartir sans débrider dans une autre direction, où on l'attend avec impatience. Midi sonne, une heure, deux heures, et il s'achemine encore vers sa demeure; il souffre d'une souffrance vague; la tête, l'estomac font sentir leurs tourments. Lui cependant est absorbé dans sa méditation.

Il rentre enfin, et se met à table malgré les consultants qui se pressent dans son cabinet. Il mange avec rage, pour réparer le temps perdu,

mais il est bientôt rassasié, parce que le tube digestif a jeûné trop longtemps, qu'il s'est resserré sur
lui-même, et qu'il fait déjà éprouver une sensation
pénible de plénitude et de tension. Les organes sé-
créteurs, lassés par une longue attente, refusent de
continuer leurs fonctions; les boissons ingérées
en abondance ont facilité la déglutition, mais elles
sont impuissantes à transformer les aliments.

Il faut se lever de table pour préparer de nouveaux travaux. Le docteur reprend son harnais
pour recommencer la même vie de dévouement
et de privations; il revient souper à une heure
avancée de la nuit.

Harassé de fatigue, il se couche sans retard, mais
la digestion s'arrête, le sommeil est pénible, plein
de rêvasseries, de cauchemars; et le jour du lendemain trouve la pauvre victime plus brisée que la
veille, ayant la bouche sèche et amère, la tête
pesante, et tous les symptômes consécutifs d'une
mauvaise digestion.

Ajoutez à cela les accouchements lents ou la-
borieux, les visites de nuit, les études de cabinet, les préoccupations de la clientèle, les frois-
sements obligés de la profession, et vous ne serez
plus étonnés que d'une seule chose : du degré de
vitalité que possède l'homme pour pouvoir résister à tant de causes de destruction.

Dans cet ordre de causes comme dans les

précédents, il est à remarquer que l'estomac est moins affecté que les premiers organes du tube digestif.

Tout en restant dans ces mauvaises conditions, si on mange de la viande et peu de farineux, si on mâche lentement pour insaliver beaucoup, on diminue des trois quarts l'influence de ce mauvais régime.

L'expérience des malades démontre que la sécrétion salivaire fait le plus rapidement défaut; et c'est ce liquide digestif, dont la diminution et l'absence agissent avec le plus d'activité, pour provoquer la dyspepsie, lorsqu'il y a irrégularité habituelle des heures de repas.

6° Causes générales.

La dyspepsie peut être encore la manifestation d'un état général qui la domine; elle réclame alors un traitement différent. Les diathèses goutteuses, rhumatismales, syphilitiques, dartreuses, etc., en sont presque toujours compliquées. L'utérus chez les femmes grosses, l'hystérie, la chlorose, provoquent les réactions nerveuses les plus bizarres et les plus variées; l'estomac en ressent le premier les atteintes.

Les excès de tous genres, en épuisant les forces vitales, ont aussi un retentissement immédiat sur cet organe.

Ces dyspepsies symptomatiques sont fort difficiles à diagnostiquer ; mais si elles ont pour indication principale, le traitement général qui
s'attaque à la cause, elles n'en sont pas moins
favorablement impressionnées par les médications
locales. Quel que soit l'état constitutionnel qui
les domine, elles rentrent toutes dans la classification que nous établirons plus loin.

Certaines désorganisations, comme le cancer,
le turbercule, les affections chirurgicales, etc., sié-
gent au niveau même du tube digestif. On ne peut
pas espérer obtenir la guérison de ces maladies
réputées incurables ; mais on doit venir au secours de l'estomac, et prolonger la vie en per-
mettant une assimilation des aliments, impossible sans une digestion pour ainsi dire
artificielle.

D'autres fois la dyspepsie a été produite par une
maladie qui n'existe plus, et qui a laissé après
elle une perversion des forces digestives. Les fièvres graves, les inflammations, les fièvres intermittentes prolongées, les calculs du foie et des
reins, les hémorrhagies, etc., frappent souvent
de langueur et pour longtemps les glandes et les
filets nerveux du tube digestif. Il faut intervenir
énergiquement pour combattre ces dyspepsies
consécutives, qui font trop fréquemment le désespoir des malades et des médecins.

Si la connaissance de l'étiologie d'une maladie entraîne une appréciation exacte de sa nature, nous sommes dans la bonne voie, car il m'est permis d'affirmer que les 9 dixièmes des dyspepsies essentielles sont dus aux cinq premiers ordres de causes que je viens d'étudier. Ces causes aboutissent en dernier résultat à une insuffisance d'insalivation.

Jusqu'à ce jour on n'avait pas assez attaché d'importance aux fonctions des glandes salivaires. C'étaient l'estomac et le suc gastrique qui jouaient le premier rôle dans la digestion. Par l'observation clinique et physiologique, je suis arrivé à croire que l'estomac est chargé de fonctions très-importantes dans l'acte digestif lui-même, mais qu'il n'est pas directement atteint par les causes morbides.

Les dyspepsies sont généralement provoquées par la souffrance des glandes salivaires et des organes du duodenum et de l'intestin. On peut dire que la digestion des viandes et des substances azotées s'opère sans encombres; il se sécrète largement assez de suc gastrique pour répondre à tous les besoins. Les substances grasses et féculentes au contraire se digèrent mal pour le moindre motif, parce qu'elles ne trouvent pas une assez grande quantité de liquides dissolvants, qui les rendent assimilables.

C'est peut-être revenir aux théories des anciens, qui attribuaient aux hypochondres la première place dans la digestion, et qui par conséquent faisaient de l'hypochondrie, mot dont on a détourné le sens de nos jours, le caractère principal de la dyspepsie : mais nous verrons qu'il reste encore beaucoup à découvrir dans la physiologie de la digestion intestinale, et je ne serais pas surpris qu'avant peu de temps, les savants mieux éclairés n'adoptassent, en les expliquant par des faits mieux interprétés, les idées des grands observateurs des siècles passés.

Le traitement vient à l'appui de la théorie. Si la salive fait défaut, nous la remplaçons par une substance jouissant des mêmes propriétés; et par cet artifice nous rendons à l'organisme la force qui lui manque, tout en prévenant une maladie imminente. Or les dyspepsies seraient rapidement conjurées à leur début par la disparition de ces causes occasionnelles; toutes seraient profondément modifiées par l'observation rigoureuse des principes hygiéniques; toutes enfin sont immédiatement soulagées ou guéries dans leurs manifestations par la diastase végétale que nous appelons maltine. Je dis, leurs manifestations, car j'admets la récidive comme fatale, s'il y a persistance des causes qui ont donné naissance à la maladie.

CHAPITRE V

DIVISIONS DES DYSPEPSIES.

Division des dyspepsies. — Opinion des médecins du dix-septième siècle. — Base d'une classification physiologique. — Trois classes de dyspepsies.

Symptômes. — A. *De la dyspepsie amylacée ou salivaire.* — Rôle secondaire de l'acide lactique. — Elle est presque toujours essentielle. — Formes variées qui rentrent dans cette première classe. — B. *Dyspepsie duodéno-intestinale ou hypochondriaque.* — Importance physiologique des hypochondres. — Hypochondrie dans le sens des anciens et dans celui des modernes. — Cette dyspepsie est rarement essentielle. — C. *Dyspepsie gastrique ou sulfhydrique.* — Travaux de MM. Beaumont, C. Bernard, Willième, Berne et Delore. — Premier, deuxième et troisième degré de cette dyspepsie. — Elle est le plus souvent essentielle.

Dyspepsies mixtes et dissimulées.

Avec la plupart des auteurs modernes, je divise les dyspepsies en symptomatiques et essentielles. Cette division a été souvent attaquée : on a voulu refuser l'essentialité à une maladie qui se présente chaque jour à notre observation. J'espère démontrer, par des exemples, qu'il existe très-communément des dyspepsies, qui ne sont sous la dépendance d'aucune cause générale, et que la

dyspepsie amylacée est presque toujours essentielle.
C'est une question d'observation pure, que je préfère traiter, après avoir mis en évidence les avantages d'une classification physiologique, et d'un
traitement rationnel.

Malgré les efforts tentés jusqu'à ce jour, une
bonne classification des dyspepsies manque à la
science.

Les auteurs ont basé leurs divisions sur la prédominance des symptômes les plus apparents.

Ainsi nous avons les dyspepsies acides, flatulentes, gastralgiques, alcalines, atoniques, irritatives, boulimiques, pituiteuses, etc. Je ne vois dans
toutes ces dénominations que les symptômes d'une
même maladie, incapables de fournir une classification naturelle. C'est la forme sacrifiée au fond ;
c'est le système de Linné appliqué à l'étude des
maladies du tube digestif.

Un coup d'œil rétrospectif, jeté rapidement sur
l'histoire de la médecine, fera peut-être mieux
comprendre ma théorie, en donnant la clef du
problème. Nos classiques modernes, dans leurs
études sur la dyspepsie, n'ont eu en vue que l'estomac ; pour eux cet organe est le centre de la
digestion ; c'est lui qui éprouve toutes les fatigues
provenant des désordres de cette fonction ; c'est à
lui qu'ils adressent toutes leurs médications. Était-
ce le résultat qu'on devait attendre des brillantes

découvertes physiologiques de notre époque ? Non sans doute. Mais il semble que le spectre de la gastrite ne soit pas encore évanoui à l'horizon ; il semble que la loi despotique, imposée par Broussais au commencement de ce siècle, domine toujours la thérapeutique, malgré l'opposition des doctrines nouvelles.

Ce n'était pas l'opinion des médecins du dix-septième siècle ; ils plaçaient l'estomac au second rang, et réservaient le premier aux hypochondres et aux organes abdominaux. Pour eux hypochondrie ne voulait pas dire maladie imaginaire, idées noires ; ce mot signifiait manifestation de la souffrance des hypochondres. Les hypochondres, étant chargés du plus rude labeur dans la digestion, subissaient par conséquent les plus violentes atteintes dans les dyspepsies.

Les anciens nous ont laissé des tableaux complets et des descriptions prodigieusement exactes des maladies hypochondriaques. Du reste, quand on voit le volume et le nombre des glandes intestinales, la richesse des réseaux vasculaires et nerveux de l'abdomen ; quand on considère que les aliments traversent un trajet bien plus court de la bouche à l'estomac que du pylore au rectum, on est forcé de reconnaître toute l'importance et même la prédominance des hypochondres dans la digestion.

Les profonds observateurs du dix-septième siècle avaient l'intuition de la vérité, qu'ils acquiéraient péniblement au lit du malade. Nous, qui possédons les données exactes de la physiologie expérimentale, nous devrions nous rapprocher encore davantage de la vérité. Les Magendie, les Blondelot, les Colin, les Lehmann, les Cl. Bernard surtout ont déchiré un lambeau du voile épais, qui obscurcissait la région abdominale ; la lumière n'est pas entièrement faite, mais nous savons que le pancréas, le foie et les glandes intestinales sécrètent, pour des destinations spéciales, beaucoup plus de fluides digestifs que l'estomac et les glandes salivaires. Ce fonctionnement normal doit certainement être entravé par des milliers de causes morbides ; et, s'il est impossible de nier la dyspepsie gastrique, je crois qu'il est bien difficile de ne pas admettre même théoriquement la dyspepsie hypochondriaque.

Ce n'est pas tout ; j'ai rencontré une lacune manifeste, et je me suis efforcé de la combler, en donnant à l'insalivation la place qu'elle mérite. Je suis d'autant plus étonné qu'on ne l'ait pas fait avant moi, que chacun connaît les fonctions de la salive, et peut se convaincre par une observation journalière que les féculents forment la base de l'alimentation humaine.

Bien plus, les glandes salivaires sont placées à

l'entrée du tube digestif; et si la première phase de la digestion s'opère mal, les autres doivent forcément en être viciées.

Partant de ces premiers principes physiologiques, j'ai secoué la tyrannie de l'estomac, et j'ai établi ma classification sur la trinité des organes digestifs. Je l'ai basée sur la nature des aliments, et leur mode particulier d'impressionner les diverses régions qu'ils parcourent, pour subir leur complète métamorphose. J'admets :

1° La dyspepsie amylacée ou salivaire ;
2°   —   duodéno-intestinale ou hypochondriaque.
3°   —   gastrique ou sulfhydrique.

En tout, trois classes de dyspepsies, pouvant se combiner entre elles, et se manifester par des symptômes variés ; mais restant parfaitement distinctes par leur siége et leur traitement.

En résumé, cette classification est fondée sur trois lois physiologiques parfaitement établies :

1° La nature de notre alimentation, qui se compose de trois espèces d'aliments : féculents, gras, protéiques.

2° Les trois groupes distincts d'organes fonctionnant dans la digestion : les glandes salivaires, l'estomac, les intestins.

3° Et les trois phases de la digestion : la digestion

salivaire ou alcaline, la digestion gastrique ou acide, la digestion intestinale, qui est généralement alcaline.

Or remarquons que ces données physiologiques se combinent et se fusionnent entre elles pour affirmer cette classification nouvelle ; car chacune des trois périodes de la digestion, chacun des trois systèmes d'organes digestifs s'adresse spécialement à un groupe particulier de chacune des trois espèces d'aliments. L'étude des symptômes va nous montrer toute la portée pratique de cette classification.

Symptômes.

Il est facile d'énumérer les uns après les autres tous les symptômes de la dyspepsie ; la liste en a été fort exactement relevée par les auteurs qui s'en sont occupés. On pourrait même les accuser d'avoir exagéré, en portant au compte de la dyspepsie des manifestations pathologiques appartenant à d'autres maladies, et d'avoir ainsi favorisé la confusion sans s'en douter.

On se rappelle le chaos qui régnait dans la nosologie des fièvres graves, avant que Louis, Bretonneau, Trousseau, Forget, etc., en aient démontré la communauté d'origine, et l'identité de nature. Je n'ai pas la prétention d'obtenir un aussi brillant résultat. J'ai amassé des matériaux propres à la solution du problème, et je les livre sans prétention aux cliniciens, qui désireront faire subir à cette théorie l'expérience de la pratique.

A. DYSPEPSIE AMYLACÉE OU SALIVAIRE.

Que se produit-il, quand des matières féculentes en présence d'un ferment sont abandonnées dans certaines conditions de chaleur et d'humidité ? La masse s'échauffe rapidement, surtout si on a eu soin d'en opérer la coction préalable. La fécule insoluble se change lentement en dextrine, puis en glucose, qui à son tour se convertit en alcool. Pendant cette fermentation, des bulles de gaz s'élèvent de toutes parts; elles sont à peu près inodores au commencement de la réaction, parce qu'elles se composent d'oxygène et de gaz acide carbonique ; elles acquièrent ensuite une odeur vineuse, lorsqu'elles entraînent des vapeurs alcooliques.

Si on poursuit l'expérience, on voit diminuer le dégagement gazeux à mesure que la masse devient plus fluide. Le liquide prend une odeur aigre, résultat de la génération des acides acétique et lactique.

J'insiste sur cette production artificielle et incontestable de l'acide lactique. Il prend naissance toutes les fois que, dans ces conditions de chaleur et de fermentation, le sucre se trouve dans un

milieu neutre, en présence des matières azotées
comme le caséum, le gluten, l'albumine, la fibrine
et les membranes animales. C'est très-souvent là
le cas de l'estomac en pleine digestion, aussi suis-je
tout disposé à croire, avec les physiologistes allemands, que l'acide libre du suc gastrique n'est
autre que l'acide chlorhydrique. MM. Bridder et
Schmidt ont à peu près terminé le débat sur ce
point, en déclarant n'avoir jamais trouvé d'acide
lactique dans l'estomac des animaux tenus à jeun
pendant un temps suffisamment prolongé, tandis que l'acide chlorhydrique s'y rencontre toujours en quantité plus que suffisante pour saturer
toutes les bases du suc gastrique sécrété. (Willième.)

La moindre découverte physiologique est le
point de départ d'un perfectionnement de l'hygiène et de la thérapeutique. Les médecins doivent
encourager de toutes leurs forces cette tendance
des expérimentateurs. Cependant une fausse interprétation des faits entraîne quelquefois des
applications erronnées. La découverte de l'acide
lactique dans l'estomac en a fait exagérer l'importance dans la digestion ; des médications ont été
instituées sur ce point d'observation mal inter-
prété, et des praticiens de bonne foi ont préconisé
dans la dyspepsie l'emploi de l'acide lactique et
des lactates alcalins. Ces médicaments possèdent

sans doute une certaine efficacité : ils facilitent la digestion des féculents par la prédominance de leur alcali ; mais l'acide lactique a peu de part dans cette action bienfaisante, parce que l'alcali des lactates se combine aussitôt avec l'acide chlorhydrique de l'estomac, en mettant en liberté l'acide lactique bien moins puissant et moins actif. (Gorup-Besanez.) Je crois du reste que les praticiens ont en général porté sur les lactates alcalins le même jugement.

En attendant, notre fermentation continue et donne naissance à des produits nouveaux. L'odeur devient tour à tour acide, aigre, rance et même sulfhydrique. Le liquide fade, puis acétifié, passe par toutes les transformations que l'odorat a distinguées. En un mot, nous assistons à la formation du sucre et à sa fermentation alcoolique ; puis à l'oxydation de l'alcool, et à sa conversion en acides acétique et lactique ; et enfin à la genèse de l'acide butyrique et des gaz de la décomposition azotée. Cette dernière phase du phénomène est produite par l'altération des matières grasses et protéiques qui font partie constituante des végétaux.

J'ai insisté sur cette expérience chimique, parce qu'elle nous donne la clef de ce qui se passe dans le tube digestif, pendant que se déroulent les symptômes de la dyspepsie amylacée.

Je suis loin d'exagérer les résultats obtenus dans les laboratoires ; l'estomac n'est pas une simple cornue ; la vie a des procédés plus délicats et plus parfaits que ceux des Berzelius, des Dumas et des Payen. Mais ici l'analogie est frappante, et nous devons nous rendre à l'évidence.

La dyspepsie commence généralement une heure après le repas ; elle peut se faire sentir plus tôt, comme aussi apparaître plus longtemps après. Elle débute le plus souvent par une sensation de pesanteur, de ballonnement, de plénitude épigastrique, et par le besoin de desserrer les vêtements. Le développement des gaz produit des bruits dans l'estomac, des gargouillements dans le ventre, des points, des éructations, des renvois et des borborygmes. Ces renvois sont d'abord inodores, ou bien ils rappellent le goût des aliments ; mais ils ne tardent pas à devenir vineux, acides, aigres, et quelquefois âcres et brûlants ; alors une ardeur cuisante se fait sentir dans la gorge, l'œsophage et l'estomac. C'est la période de fermentation acétique, lactique et butyrique.

Le tube digestif, irrité par une masse alimentaire pénétrée de sucs anormaux, se révolte contre eux, et s'efforce de s'en débarrasser par les voies supérieures. Il en résulte des nausées, des vomituritions et même des vomissements ; d'autres fois, c'est du ptyalisme, ou l'expuition d'eau claire muqueuse, acide, alcaline ou salée ; à un autre degré nous observons la pituite à jeun ou entre les repas.

Pendant ce temps les aliments parviennent dans le duodenum, et y donnent naissance à des phénomènes analogues; ballonnements, coliques, points douloureux, et gaz intestinaux. Il faut remarquer que ces gaz sont généralement privés de l'odeur infecte, qui annonce une décomposition putride.

La constipation est, pour ainsi dire, la règle dans la dyspepsie amylacée. Les selles sont irrégulièrement colorées, et les malades ont une tendance exceptionnelle à abuser des purgatifs. N'écoutant que leur instinct, ils augmentent le mal au lieu de le soulager ; il y a déplétion momentanée, dégagement du cerveau, et par le fait amélioration passagère. Voilà ce qui explique la fortune de tant d'empiriques de bas étage, dont le bagage médical se compose uniquement de purgatifs violents et répétés, et de tisanes ou topiques anodins.

Le développement des gaz provoque souvent des crampes douloureuses au niveau de l'estomac, du nombril et des hypochondres, ou bien ce que les malades appellent des coliques venteuses. Ils déterminent des points lancinants et douloureux vers les épaules, au-dessous du cœur et même sous le sternum. Ces douleurs peuvent être produites en dehors de l'intervention des gaz, par la sensibilité spéciale des nerfs de la vie splanchnique. Ce sont des actions réflexes, qui expliquent encore le hoquet, les quintes de toux, les palpitations, l'oppression précordiale, les étouffements, les vertiges et la névralgie intercostale, si commune et si rebelle.

C'est à cette réaction de l'estomac sur le cerveau, que sont dus dans le cours d'une mauvaise digestion le bâillement, l'apathie aux exercices physiques, la pâleur ou l'injection de la face, la somnolence, la céphalalgie, la migraine pendant le jour; pendant la nuit l'insomnie, l'agitation et le cauchemar. Ces accidents nerveux occasionnent quelquefois un petit mouvement fébrile, qui met le patient dans un état incompatible avec tout travail sérieux; d'autres fois ils sont précédés de frissons violents ou suivis chez les femmes et certains jeunes gens d'un tempérament lymphatico-nerveux de crises de nerfs inquiétantes. Ces complications nerveuses rendent trop souvent le diagnostic obscur, et le traitement fort embarrassant.

Malgré tout ce cortége de manifestations morbides, le dyspeptique amylique jouit en apparence d'une assez bonne santé; il ne maigrit pas, il engraisse même au besoin. Cependant sa langue est blanchâtre et picotée de rouge à la pointe, et l'appétit est irrégulier. En interrogeant le malade, on apprend qu'il digère mal les aliments féculents, et qu'il souffre plus, lorsqu'il a fait un repas maigre, que lorsqu'il a mangé de la viande.

Les malades de cette catégorie n'offrent pas tous à l'observation cet ensemble de symptômes. Chacun d'eux, suivant l'ancienneté du mal ou la nature des causes qui l'ont produit, nous les présente dans un cadre plus restreint. J'ai voulu en tracer un tableau complet, pour faire mieux comprendre ce que j'entends par dyspepsie amylacée. Maintenant elle me paraît parfaitement définie.

Cette dyspepsie est presque toujours essentielle, elle se rencontre au moins soixante fois sur cent dans la pratique de ces maladies, et elle est provoquée par la marche irrégulière dans l'estomac d'une fermentation féculente, analogue à celle que nous avons observée dans le laboratoire.

C'est dans la dyspepsie amylacée que je range les formes, flatulentes, gastralgiques, acides, atoniniques et pituiteuses du docteur Guipon. Ces diverses classifications, comme la boulimie et la syncope, sont pour moi des manifestations différentes de la même entité morbide. Ce sont des symptômes, qui fournissent assurément des indications particulières, mais exigent pour leur guérison une médication spéciale, la même pour tous.

En somme, et pour mieux expliquer ma manière d'interpréter la dyspepsie amylacée essentielle, je résume son mode de formation, ainsi qu'il suit :

Elle se produit 1° quand les liquides salivaires ne sont pas assez abondants ou qu'ils sont altérés ; 2° quand l'acide gastrique prédomine irrégulièrement ; 3° lorsque les sécrétions duodénales refluent dans le viscère stomacal ; et 4° enfin lorsqu'il y a intervention mixte de plusieurs de ces causes.

B. DYSPEPSIE DUODÉNO-INTESTINALE OU HYPOCHONDRIAQUE.

Cette dyspepsie se produit toutes les fois que les aliments gras ou féculents, après avoir franchi le pylore, ne rencontrent pas les conditions normales de leur chymification.

Nous admettons avec les anciens que les hyponchondres sont un second estomac, peut-être plus actif que le premier, et que les phénomènes les plus importants de la digestion se passent au niveau du duodenum et de l'intestin. Malheureusement la physiologie de ces organes n'est pas complétement achevée, malgré les remarquables travaux de nos grands expérimentateurs. Il reste beaucoup de points obscurs à éclairer, et bien des glandes, dont on n'a pas encore pu découvrir les véritables fonctions. Il en résultera pour la pathologie et la thérapeutique de la dyspepsie hypochondriaque une influence fàcheuse, qui se traduira par le manque de précision des symptômes, la difficulté de leur interprétation, et l'incertitude des traitements.

La dyspepsie duodénale survient presque toujours chez les personnes, qui ont dépassé l'âge de la vie moyenne. C'est de 4 ou 6 heures après le repas que les symptômes apparaissent, pour durer plus longtemps. Comme précédemment on observe, dans cette maladie, le ballonnement, la gastralgie, les aigreurs et les effets réflexes du côté de la tête. On trouve en plus un vomissement sans efforts ni mal de cœur. Ce vomissement est produit quelquefois par la moindre fatigue physique, ordinairement lorsque les malades se baissent pour ramasser quelques objets. C'est tantôt une simple régurgitation de matières alimentaires, ou de salive fortement aérée ; tantôt une évacuation de glaires plus ou moins âcres et abondantes. Le pyrosis est prochain, avec ses renvois ardents et la sensation de fer rouge.

La gastralgie, l'anxiété et l'inaptitude aux travaux de l'esprit viennent bientôt compliquer cet état de malaise. Mais ce qui doit surtout attirer l'attention des médecins, ce sont les névralgies ou coliques qui occupent différentes régions de l'abdomen.

J'ai observé quatre points de localisation de ces coliques : le premier dans l'hypochondre gauche, au niveau du pancréas et de la rate ; le second à la partie supérieure de l'hypochondre droit, à peu près à la hauteur du petit lobe du foie et du canal cholédoque ; le troisième à la partie inférieure de l'hypochondre droit, sans doute aux environs de l'S iliaque ; le quatrième, enfin, tout autour du nombril dans l'intestin grêle. Un autre fait important à noter, c'est une névralgie dorsale qui peut compliquer chacune de ces coliques, et qui se présente aussi fréquemment à l'observation, dans la dyspepsie hypochondriaque, que la névralgie intercostale, dans la dyspepsie amylacée.

Les selles sont très-irrégulières ; il y a constipation obstinée, comme aussi diarrhée, pendant des mois entiers. Les matières excrémentitielles sont extrêmement changeantes sous le rapport de leurs couleurs : on en voit de brunes ou cuites, de bilieuses ou glaireuses, de noires, d'huileuses, de blanchâtres, etc. En général, sous cette forme elles n'ont pas une odeur trop infecte ; mais elles peuvent se produire en débâcles, et alors elles ont une odeur fétide et repoussante. Ces débâcles se succèdent quelquefois à de longs intervalles avec des vomissements copieux.

La santé peut persister en apparence, si le mal n'est pas très-intense. D'autres fois elle s'altère rapidement, l'amaigrissement survient avec une teinte jaunâtre, terreuse ou olivâtre de la peau. Si on examine avec soin l'abdomen, on ne trouve aucun organe malade.

Cette dyspepsie est quelquefois essentielle ; on

l'observe à peu près de 25 à 30 fois sur cent dans la pratique de ces maladies, mais elle est plus souvent symptomatique. Alors elle dépend d'une cause générale qui la domine, et qui oppose aux traitements les mieux appropriés une résistance désesperante. Le rhumatisme, les hémorrhoïdes chez les hommes, les maladies utérines chez les femmes; la goutte et les dartres dans les deux sexes, son les complications, qui accompagnent le plus fréquemment la dyspepsie hypochondriaque.

Cette distinction a pour moi une très-haute portée pratique : ainsi, *la dyspepsie salivaire est généralement essentielle, et la dyspepsie hypochondriaque généralement symptomatique.* Si cette loi est reconnue exacte, elle expliquera la différence tranchée, qui existe entre certaines dyspepsies qu'on traite avec succès, et celles qui sont rebelles à toutes les médications, qui récidivent avec la plus grande facilité, et font le désespoir des malades et des médecins. Elle contribuera puissamment à éclairer le pronostic et à diriger le traitement.

Revenons à la dyspepsie hypochondriaque : le malade digère avec peine tous les aliments, mais il supporte beaucoup mieux la viande. Le vin, le fromage et les féculents passent difficilement ; le lard, la graisse, le beurre digèrent mal. *La bière peu fermentée facilite la digestion.*

Bientôt la tristesse et les idées noires viennent

s'ajouter aux souffrances des malades ; elles sont le cortége obligé des obstructions viscérales. Ces derniers symptômes forment l'hypochondrie des auteurs modernes. L'hypochondrie ainsi interprétée est pour moi un effet secondaire et non une cause primordiale. Je préfère adopter les idées de Swediaur, Hoffmann, Young, Hildebrand, Cullen, etc., et reconnaître avec eux une importance capitale aux fonctions des hypochondres et des organes abdominaux. A mesure que la science pénétrera plus avant dans la physiologie de cette région, on enlèvera peu à peu à l'estomac une partie de son prestige. On arrivera sans aucun doute à localiser les dyspepsies d'une manière parfaite, lorsqu'on saura diagnostiquer avec précision la fonction digestive qui s'opère mal, et l'organe même qui est en souffrance.

Quoi qu'il en soit, la dyspepsie hypochondriaque est difficile à guérir, et récidive pour les moindres causes. Je crois qu'elle peut être produite : 1° par l'arrivée dans le duodenum des aliments mal préparés plus haut ; dans ce cas on peut aisément y remédier ; 2° par l'altération ou le défaut des liquides pancréatiques, biliaires ou intestinaux ; et 3° par l'influence des causes générales. Dans ces deux dernières circonstances, la maladie est obscure et plus difficilement abordable. Nous insisterons sur un traitement qui soulage souvent, s'il ne guérit pas toujours.

C. DYSPEPSIE GASTRIQUE OU SULFHYDRIQUE.

Cette dyspepsie se produit lorsqu'il y a diminution, altération ou absence du suc gastrique. Elle a pour effet immédiat : 1° de déterminer l'indigestion des aliments azotés ; 2° de donner naissance au gaz acide sulfhydrique.

Depuis les travaux de M. Claude Bernard, on sait que la section du pneumogastrique arrête complétement la sécrétion acide du suc gastrique, qui est remplacé par un liquide filant et muqueux à réaction neutre ou légèrement alcaline. On sait aussi par les expériences de Beaumont que le moindre malaise stomacal produit le même résultat.

La bile exerce sur le suc gastrique une influence que nous devons soigneusement signaler. Une quantité de bile, même insuffisante pour saturer l'acide du suc gastrique, enlève à ce liquide tout pouvoir digestif sur les matières protéiques. (Willième).

D'un autre côté, le suc gastrique est un puissant antisceptique ; il arrête, par le fait de sa présence seule, la décomposition putride, qui se produirait certainement, sans lui, dans la masse alimentaire pendant sa pérégrination le long du tube intestinal. Enfin M. Cl. Bernard a prouvé que l'acide sulfhydrique possède des qualités extrêmement délétères pour l'économie, qu'il détermine rapidement des phénomènes d'intoxication, et qu'enfin, il arrête l'absorption des nutriments. Il en résulte qu'il y aura dyspepsie protéique ou sulfhydrique: 1° toutes les fois que le liquide salivaire ou alcalin sera assez prédominant pour neutraliser l'acide gastrique ; 2° quand le reflux des sucs duodénaux dans l'estomac annihileront plus ou moins l'efficacité du ferment stomacal sur les matières azotées ; 3° lorsque l'estomac ne sécrétera pas ou pas assez de suc gastrique, les autres liquides restant normaux ; et 4° enfin, quand, ces diverses causes étant en jeu, il se produira assez d'acide sulfhydrique, pour s'opposer à l'absorption intestinale.

Cette dyspepsie est presque toujours essentielle ; elle se rencontre 10 à 15 fois sur 100 dans la pratique des dyspepsies ; et il est étonnant que les auteurs ne s'en soient pas plus spécialement occupés jusqu'à ce jour.

MM. Berne et Delore ont, je crois, les premiers appelé sur elle l'attention des médecins. Il est cependant évident que l'absorption de l'acide sulfhydrique est délétère pour le corps humain. Cette absorption entraînant nécessairement une altération dans la constitution du sang des capillaires de l'intestin, la sécrétion des glandes de Brunner et de Payer doit être viciée en peu de temps. Or

M. Cl. Bernard a démontré que le liquide mixte recueilli dans l'intestin possède toutes les qualités digestives réunies, c'est-à-dire qu'il agit sur les matières albuminoïdes, sur les corps gras et sur les principes amylacés. Cette phase de la digestion, qui les résume toutes, les complète et les achève est de la plus haute importance. Il est essentiel de rechercher toutes les causes morbides qui peuvent s'opposer à la régularité de cette fonction complexe, et de lutter contre elles avec énergie.

La dyspepsie sulfhydrique offre des symptômes différents suivant son intensité : à un premier degré il y a tous les signes de la dyspepsie légère ; on observe en plus les renvois d'œufs punais, les vents intestinaux infectes, une disposition à la diarrhée, le dégoût des viandes, l'appétence des liquides frais, et souvent une soif ardente.

Le premier degré survient fréquemment après les repas copieux et les dîners de grande cérémonie; il se rencontre chez les personnes qui ont l'habitude de se livrer chaque jour à la bonne chère, et de faire des excès de gastronomie. Malgré sa puissance de sécrétion, l'estomac ne fournit pas assez de suc gastrique pour dissoudre l'énorme quantité de viande qu'on offre à son travail. Il en résulte qu'une partie des aliments azotés en excès n'est pas assimilée dans le tube intestinal, et qu'elle est éliminée au milieu des

matières excrémentitielles. Il résulte aussi de cette
insuffisance de suc gastrique un commencement
de putréfaction, qui donne naissance à l'acide sulfhydrique, et qui se traduit au dehors par l'odeur
repoussante des gaz intestinaux et des selles.

A un deuxième degré les aigreurs butyriques
sont plus fréquentes et plus prolongées, l'altération devient immodérée, les vomissements surviennent à leur tour, ainsi que la diarrhée. Dans
les selles, qui ont une odeur putride, on peut
trouver des débris de viande non digérée. La faim
se fait sentir vive, dès que les symptômes de la
mauvaise digestion se sont dissipés. Ajoutons une
pâleur légère de la face, l'amaigrissement et une
surexcitation nerveuse générale.

Jusqu'à ce jour le mal est susceptible de guérison; il n'en est plus de même, s'il arrive au
troisième degré. Alors le tableau se complète,
tout augmente. On voit survenir la lienterie accompagnée d'une faim insatiable, un amaigrissement rapide, des vomissements alternant avec des
selles liquides et fétides, une pâleur terreuse de
tout le corps, l'épuisement des forces, l'émacia-
tion, et en dernier lieu la fièvre lente et la mort.

Les fièvres graves laissent souvent après elles
cette atonie paralytique de l'estomac et des intestins. Chez les enfants à la mamelle, les vieillards,
les femmes grosses, etc., on rencontre ce genre de

dyspepsie. Plus loin nous en discuterons le traitement, qui nous a été rendu plus facile par les travaux de M. Lucien Corvisart.

Dyspepsies mixtes et dissimulées. — Les trois espèces de dyspepsie, que je viens d'étudier, me paraissent renfermer toutes les subdivisions symptomatiques admises par les auteurs.

Je sais très-bien qu'elles ne se présentent pas toutes isolées parfaitement à l'observation. Elles se mêlent, s'enchevêtrent et donnent naissance à des dyspepsies *mixtes*, qui tiennent un peu des trois principales.

Je n'ai pas voulu faire de cette complication une espèce nouvelle; car, en admettant cette manière de voir, il serait impossible de trouver un cas de dyspepsie franchement et nettement classé. Du reste, dans la pratique, il est facile par l'étude des causes, et surtout par l'épreuve du traitement, de reconnaître assez vite quelle est la dyspepsie prédominante.

On observe, dans quelques rares circonstances, des dyspepsies *dissimulées*, qui peuvent égarer le diagnostic. Je n'en ai pas fait un genre à part, mais j'en donnerai de curieuses observations.

CHAPITRE VI

TRAITEMENT DES DYSPEPSIES

Considérations générales. — Le régime et l'hygiène sont les meilleurs antidyspeptiques. — Opinion de Chomel, de Cornaro, de Tibère.

Études pharmaceutiques de la maltine. — Substances sympathiques. — Substances antipathiques. — Usages : Obs. I. Dyspepsie amylacée temporaire. — Mode d'administration et doses. — Formule des pastilles et du sucre de maltine. — Obs. II. Précieuse propriété digestive de la bière prise au brassin.

Traitement des dyspepsies salivaires ou amylacées. — A. *Indications fondamentales :* — 1° Suppléer à l'action de la salive (maltine) : Obs. III. Fistule parotidienne ; — 2° Régime : Obs. IV. Abus du pain ; — 3° Eaux minérales alcalines. — B. *Indications secondaires :* — 1° Alcaliniser le bol alimentaire ; — eaux bicarbonatées sodiques ; — eaux alcalines prises à domicile ; — alcalins ; — élixir de Gendrin ; — 2° Absorbants.

On a proposé, pour guérir les dyspepsies, les traitements les plus nombreux et les plus opposés. La liste des médicaments antidyspeptiques renferme à elle seule les trois quarts de la matière médicale. C'est une preuve manifeste et de l'impuissance des remèdes, et de l'obscurité qui règne dans la thérapeutique de cette maladie.

Il est certain que le régime et l'hygiène sont à

peu près seuls capables de donner des guérisons persistantes, et que sans eux les récidives sont presque inévitables. Chomel a prêté à cette démonstration l'appui de son nom et de sa longue expérience. Après ce grand praticien, il n'y a rien à ajouter aux précautions hygiéniques et diététiques. Il faut évidemment détruire la cause, avant d'en combattre les effets ; autrement on s'exposerait à voir le mal persister malgré tous les efforts.

C'est pourquoi je rappellerai brièvement qu'il est indispensable, avant tout, d'imposer aux malades certaines règles diététiques que je considère comme capitales :

1° Manger lentement en mâchant beaucoup.

2° Étudier la dose moyenne et la nature des aliments nécessaires à l'entretien normal de la vie, et ne pas s'en écarter.

3° Manger à des heures régulières, reconnues convenables pour une bonne digestion.

4° S'abstenir entièrement de boissons alcooliques entre les repas.

5° Supprimer le tabac, ou en modérer assez l'usage, pour n'en plus éprouver d'inconvénients.

6° Enfin dominer ses passions, et éviter avec soin toute exagération dans les travaux de l'esprit et du corps.

Il est plus facile de donner ces conseils que de les faire suivre rigoureusement.

Cornaro a peut-être été, dans l'histoire de l'humanité, un exemple unique de ce que peut une volonté énergique et irrévocable sur la bonne harmonie des fonctions vitales.

L'empereur Tibère, dit Tacite, n'avait pas assez de sarcasmes pour les hommes de trente ans, qui ne savaient pas se prescrire le régime utile à leur tempérament, et l'observer sans défaillance.

Tout cela est fort bien en principe ; mais il est bon de tenir compte aussi des nécessités de la vie, des exigences d'une position sociale trop souvent peu fortunée, et de toutes les circonstances dans lesquelles l'homme n'est pas maître de son temps et de son travail.

La difficulté du traitement des dyspepsies, leur ténacité désespérante, sont dues en partie à l'impossibilité où se trouvent les malades de pouvoir s'imposer un régime sévère ; comme quelquefois à la tyrannie des habitudes de notre civilisation moderne, dont il n'est pas commode de secouer le joug impérieux. Le médecin doit s'efforcer de faire comprendre toute l'importance de l'hygiène et du régime ; après quoi il est obligé de lutter contre les symptômes, de soulager les souffrances, et d'entrer enfin dans la voie des médicaments empiriques ou spécifiques.

J'avoue que les spécifiques ont toujours eu le privilége de me mettre en défiance ; et cependant je leur ai trouvé bien des fois des applications heureuses. En infligeant un blâme sévère aux panacées et aux spéculations éhontées, il ne faut pas rejeter de parti pris des préparations trop vantées peut-être, mais à coup sûr efficaces.

Si j'ai eu le bonheur d'ouvrir une voie, que je crois nouvelle, en faisant connaître les bons effets de la maltine dans les dyspepsies amylacées, je m'efforcerai d'en bien préciser les indications, afin que mes confrères puissent l'employer après moi avec les mêmes avantages. Mais, avant d'en expliquer l'opportunité thérapeutique, je désire signaler les substances sympathiques et antipathiques de ce médicament, et de faire connaître la diversité de ses préparations pharmaceutiques. Sans revenir sur ce que j'ai déjà exposé, je me propose d'étudier cette question sous un point de vue tout à fait pratique.

ÉTUDE PHARMACEUTIQUE DE LA MALTINE.

Nous savons que la maltine est la diastase de l'orge germée, qu'elle est un ferment produit par l'acte même de la végétation, et qu'avant tout, elle est essentiellement inoffensive aux organes du corps humain. Notre procédé d'extraction la donne toujours identique dans ses caractères physiques et ses propriétés chimiques.

La maltine saccharifie l'amidon des graines au profit du gemmule, qui peut alors s'assimiler un aliment rendu soluble, et se développer suivant ses lois naturelles.

Extraite des semences en germination, la maltine agit avec la même puissance sur les fécules cuites, destinées à l'alimentation humaine. Nous avons fait une longue expérimentationdes digestions artificielles avec cette substance, et nous en avons rendu un compte détaillé.

Il est constant que tous les féculents cuits, étendus en moyenne de dix fois leur poids d'eau, se dissolvent en quelques heures sous l'action de la maltine, à la dose de 1 sur 1000. Je donne ce chiffre pour rester au-dessous de la vérité. Il faut admettre, jusqu'à plus ample informé, que ce ferment végétal agit d'autant mieux sur la fécule, qu'elle est moins purifiée, c'est-à-dire moins privée des autres substances organiques, avec lesquelles elle est mélangée dans la nature. Aussi, la digestion se produit-elle plus promptement sous l'influence de la maltine, s'il s'agit d'une alimentation mixte, que si on a affaire à un repas complétement herbacé et végétal.

Substances sympathiques.

Les sels alcalins facilitent l'action de la maltine. L'alcool faible, les huiles essentielles, l'éther, les acides étendus, le vinaigre, les sels d'arsenic, ne paraissent pas nuire à son efficacité ; les sels minéraux la ralentissent d'un manière sensible.

Ces résultats sont très-importants à noter, ils témoignent de l'analogie frappante qui existe entre la diastase salivaire et la maltine. Dans les phénomènes habituels de la digestion, les substances dont nous venons de parler n'entravent pas le travail physiologique. L'arsenic lui-même peut être administré sans préjudice pendant les repas.

On fait prendre au contraire à jeun les sels minéraux, parce qu'on en redoute l'action nuisible sur l'estomac en pleine digestion. La maltine nous présente les mêmes sympathies : elle tolère aussi bien que les sucs digestifs certaines substances, et, comme eux, elle est parfaitement antipathique à d'autres.

Substances antipathiques.

L'alcool concentré, les alcalis caustiques, les acides, les sels de chaux, de baryte, de plomb, de cadmium, de mercure, d'argent et les astringents

tanniques, en diminuent, en arrêtent ou en anéantissent la puissance.

Cette action destructive des acides, des alcalis
et des sels terreux et minéraux n'a pas lieu de
nous étonner. Ceux qui ignorent les principes
les plus élémentaires de l'hygiène savent qu'il faut
bien se garder de prendre des remèdes avec les
aliments. Mais ce que l'on connaît moins bien,
c'est l'action des sulfates et des chlorures, des sels
de chaux et de baryte.

Ces sels enrayent la puissance dissolvante de la
maltine, en la précipitant de ses solutions. Les
mauvaises eaux sont extrêmement nuisibles au
corps humain; c'est sans doute parce qu'ils opèrent
la même réaction sur la diastase salivaire. Singulier
rapprochement, qui fournit une explication au
moins partielle de l'influence délétère des eaux du-
res sur le tube digestif, et sur l'état général de santé
des populations qui boivent des eaux séléniteuses.

Les personnes qui absorbent des quantités considérables de boissons alcooliques, souvent très-
concentrées, digèrent fort mal. Sans parler des
effets consécutifs de l'alcool, un de ses effets immédiats est certainement d'annihiler les propriétés
de la diastase salivaire, comme celle de la maltine.

On a utilisé cette dangereuse propriété dans le
traitement de la phthisie pulmonaire. Des méde-
tins distingués ont préconisé contre cette terrible

maladie l'emploi de l'alcool à haute dose, dans le but de retarder la digestion, parce qu'ils avaient observé que les tuberculeux toussent moins, pendant que s'opère le travail de la digestion. Il était difficile d'interpréter autrefois ce fait physiologique, qui devient à présent pour nous clair et naturel.

Usages.

La digestion artificielle, que nous avons vue s'opérer en vingt ou trente minutes dans les vases à expérience, s'effectue plus activement et avec le même temps dans l'estomac. Avant de présenter les observations cliniques, je veux prévenir que je donnerai un exemple typique pour chaque cas. Je le choisirai de telle façon que je puisse répondre de la même expérimentation entre les mains de tous les praticiens.

Prenons pour exemple une dyspepsie amylacée temporaire bien tranchée ; elle se rencontre si fréquemment, qu'il sera aisé de répéter cette expérience, dont on peut prévoir à peu près mathématiquement tous les résultats.

OBSERVATIONS. N° I. — M..., employé de commerce à Roanne, 28 ans, tempérament biliososanguin, jouissant d'une bonne santé habituelle, est obligé dans sa famille de faire maigre le vendredi. Depuis 2 ans, il était régulièrement indisposé ce jour-là après ses repas.

Il en éprouvait tant de désagréments, qu'il s'était décidé, à l'insu de ses parents, à peu manger chez eux, afin de faire un repas gras à l'hôtel. Comme des médications variées, tout en diminuant le mal, laissaient persister la plus grande partie des inconvénients, M... avait cessé tous remèdes, et faisait gras le vendredi.

Ayant entendu parler de mes études, il vint me consulter le 25 novembre 1867. Je lui ordonnai simplement de prendre, immédiatement après tous ses repas du vendredi, 5 centigrammes de maltine dans un peu d'eau vineuse. Je l'avertis en outre que, s'il ne mangeait pas trop ce jour-là, la dyspepsie disparaîtrait dès la première dose; et que, s'il attendait les débuts du mal avant de prendre le remède, il verrait le malaise disparaître en moins de 30 minutes.

M... se complut à contrôler mon assertion; il put se convaincre que, 16 à 18 minutes après avoir pris la maltine, tous les symptômes dyspeptiques étaient dissipés, et qu'il pouvait se livrer comme d'habitude à ses travaux de comptabilité. Depuis cette époque il fait maigre le vendredi, et prend régulièrement, pour ne pas souffrir, 2 centigrammes et demi de maltine ce jour-là, après les repas. J'ajouterais que si, par des circonstances exceptionnelles, ce jeune homme oublie d'avaler sa prise, la dyspepsie du vendredi revient comme au premier jour.

Cette observation, répétée sur un grand nombre de malades, se produit toujours de la même manière : tous les malaises cessent en vingt minutes à peu près. Dans ces cas légers, la maltine employée seule possède donc bien réellement la propriété de faciliter la digestion. Elle jouit d'un autre avantage précieux, que je n'expliquerai pas, parce qu'il faudrait nécessairement m'appuyer sur des hypothèses : elle détruit la constipation sans occasionner la diarrhée. Il faut l'employer régulièrement pendant plusieurs jours pour obtenir cet effet, mais en dernier résultat elle offre au médecin cet avantage inappréciable de régulariser les évacuations alvines.

Mode d'administration. Doses.

Pendant plus d'une année j'ai employé la maltine seule, et je m'en suis bien trouvé. Je l'administrais en prises de 2 centigrammes et demi à 5 centigrammes, après tous les repas ; quelquefois j'augmentais la dose. Dans un seul cas, j'ai été obligé, pour triompher d'une dyspepsie amylacée bien caractérisée, d'en ordonner 20 centigrammes après le repas de midi, et après 10 le déjeuner et le souper.

Du reste, c'est un médicament tout à fait inof-

fensif : j'en ai pris moi-même jusqu'à un gramme
à la fois après le dîner, et je n'ai éprouvé, pour
tout inconvénient, qu'une sensation de faim plutôt agréable que pénible, une heure ou deux après,
et un désir anticipé de voir se rapprocher le
prochain repas. Depuis que j'emploie ce médicament, j'ai rencontré des malades ignorant sa
nature, qui venaient se plaindre de ce qu'il les
creusait. C'est que la digestion est précipitée, et
que le besoin de manger se fait plus rapidement
sentir. Il suffit, pour faire taire les inquiétudes,
de diminuer la dose du médicament.

Depuis 15 mois, sous l'inspiration de M. Gerbay, pharmacien à Roanne, qui m'a aidé dans
mes recherches avec une bienveillance et une intelligence, dont je ne saurais trop lui témoigner
publiquement ma gratitude, j'ai fait faire des pastilles composées chacune de :

Maltine....................	5	centigr.
Bicarbonate de soude........	5	—
Magnésie calcinée...........	10	—
Sucre.....................	q. s.	

Ce mélange est très-avantageux parce qu'il est
alcalin et remplit, dans ces conditions, la double
indication de favoriser l'action de la maltine, et
d'exciter heureusement la sécrétion du suc gastrique. Du reste, ces pastilles sont d'une administration plus commode, et elles sont plus

agréables au malade. Ceux qui en ont fait usage préfèrent s'en tenir à cette forme : ils y trouvent les avantages de la médication sans les inconvénients du médicament.

Le sucre de, maltine se compose comme les pastilles ; il s'ordonne en paquets à prendre dans un peu d'eau vineuse, ou sur une bouchée d'aliment. Je le conseille toutes les fois que je veux modifier à mon gré sa composition.

A ce propos, je dois noter un fait qui m'est encore inexpliqué : La magnésie calcinée possède la singulière propriété de diminuer, dans les digestions artificielles, l'action de la maltine sur la fécule, et de la favoriser dans l'estomac.

Je suppose qu'il se forme dans les expériences de laboratoire un composé particulier de magnésie et d'amidon, sur lequel la maltine n'a pas d'empire ; et que, dans l'estomac, les acides libres s'emparent de la terre alcaline, la dégagent de son composé amylique, et rendent à l'amidon toute sa sensibilité au ferment diastasique. Ce que je puis affirmer, c'est que la formule des pastilles ou du sucre de maltine, telle que je viens de la donner, est plus active dans l'estomac que la maltine seule, et que cependant elle produit dans une digestion artificielle une dissolution moins complète.

M. Mohr a depuis longtemps observé que le chlorure de zinc forme avec l'amidon une combinaison spéciale : Broyez, dit-il, un peu d'amidon avec quelques gouttes d'eau, puis avec une solution concentrée de chlorure de zinc; il se produit de l'empois à froid. Étendez d'eau, précipitez le sel de zinc par du carbonate de soude, filtrez; vous aurez une solution limpide et inaltérable d'amidon très-sensible à la teinture d'iode.

J'ai répété plusieurs fois cette expérience en la modifiant de différentes manières, avec les sels de zinc et de magnésie, et j'ai toujours obtenu une combinaison saline d'amidon se séparant facilement par le repos du véhicule. Dans ces cas, la magnésie ne s'oppose pas à l'action de la maltine; elle forme avec l'amidon un composé, que cette substance peut plus difficilement attaquer dans cet état. Heureusement que l'estomac triomphe de ce léger obstacle, et profite à la fois, et des bienfaits de la maltine, et de ceux de la magnésie, dont il aurait été regrettable de se priver.

C'est ici le lieu d'expliquer comment j'ai été amené à poursuivre ces études. J'avais observé que l'extrait de malt de Hoff, dont on a tant vanté les vertus dans les prospectus, paraissait faciliter la digestion. Plus tard les travaux de Liebig sur l'alimentation des enfants à la mamelle appelèrent mon attention sur l'orge germée.

Quelques dyspeptiques me firent remarquer que leurs souffrances diminuaient singulièrement, lorsqu'ils remplaçaient aux repas le vin par la bière. Enfin une observation remarquable, que je vais relater, me décida à entreprendre des recherches dans cette direction nouvelle.

Obs. II. — M. A. B..., 56 ans, constitution robuste, tempérament sanguin, habitant une petite ville de Saône-et-Loire, vint demeurer à Roanne après avoir éprouvé toutes sortes de revers. La difficulté qu'il rencontra dans notre ville à trouver un emploi rémunérateur ne fit qu'aigrir son caractère, augmenter ses soucis, et altérer sa santé. Il maigrit bientôt, et présentait, quelques mois après, tous les symptômes d'une dyspepsie inquiétante.

Il vint réclamer mes soins dans le courant de l'année 1866; je lui conseillai tout ce que la thérapeutique pouvait me fournir de mieux approprié à son état; rien n'y fit. La cause première ne disparaissant pas, le mal persistait tenace, et augmentait à vue d'œil. J'en étais arrivé à redouter une maladie organique, lorsque M. A. B... obtint une place de comptable dans une brasserie.

Je le perdis de vue pendant quelque temps, et je fus bien surpris, deux mois après, de le trouver frais, gras et gai. Il m'avoua que la dyspepsie avait complétement cessé, depuis le jour où il était entré chez le brasseur. J'expliquai cette guérison par la disparition des peines morales et des inquiétudes pécuniaires. Mais M. A. B..., tout en reconnaissant la justesse de mon observation, me fit remarquer qu'il attribuait bien davantage son retour à la santé à une autre circonstance sur laquelle il insista beaucoup. Dès son entrée à la brasserie, à laquelle il se rendait immédiatement après ses repas, il buvait 3 ou 4 verrées de bière prise au brassin. *Au premier jour, les souffrances de l'estomac se dissipèrent, comme par enchantement.*

Frappé de ce résultat, M. A. B... continua ce régime facile, et sa santé se rétablit parfaite comme auparavant. Heureux d'avoir découvert un moyen si simple, il le conseilla à plusieurs dyspeptiques, qui s'en trouvèrent très-bien. Naturellement, l'abus est à côté de l'usage : les brasseurs, qui font excès de bière, même peu fermentée, bien loin d'en éprouver les bienfaits, en sont sûrement indisposés (1).

L'action de la bière au brassin est facile à expliquer : ce liquide n'est encore qu'une macération d'orge germée, dans laquelle on a fait infuser du houblon, et qui tient en dissolution une grande quantité de maltine. La fermentation, qui doit convertir la fécule en sucre, puis en alcool, n'a

(1) Il faut se méfier des brasseries, où la bière se fabrique par des procédés vicieux ; j'ai rencontré des bières puisées aux brassins, qui, loin de soulager, donnaient la diarrhée et fatiguaient les organes.

pas commencé, ou plutôt elle est fort incomplétement établie. Dans ces conditions, la bière doit agir puissamment sur les dyspepsies amylacées.

A dater de ce moment, j'ai cherché à isoler ce principe saccharifiant, et à trouver son application en médecine. Déjà MM. Berne et Delore, dans leur ouvrage sur l'*influence de la physiologie moderne sur la médecine pratique*, avaient entrevu le parti qu'on peut en tirer : « L'orge germée, di-« sent ces auteurs, se présente naturellement à « l'esprit ; l'expérience parlera, sachons attendre.»

M. le docteur Guipon, dans son *Traité sur les dyspepsies*, en a même conseillé l'emploi : « Ce-« pendant au cas où les alcalins seraient sans « résultat, il serait de bonne thérapeutique d'y « ajouter une minime quantité de diastase pré-« parée, comme il est facile de l'inférer des don-« nées chimico-physiologiques. »

Ces citations ne changent rien à la nature de mon travail ; et je tiens à noter exactement tout ce qui a été dit avant moi sur ce sujet.

Ce que nous venons d'exposer devait précéder le traitement des dyspepsies, pour faire mieux comprendre les indications de la maltine dans ces maladies.

TRAITEMENT DE LA DYSPEPSIE AMYLACÉE.

Il est définitivement établi, que les divers féculents, base de notre alimentation, exigent pour leur régulière transformation en nutriments un ferment particulier résidant dans la salive, et dénommé diastase salivaire. Cette métamorphose s'opère dans un milieu franchement alcalin.

La salive est le puissant agent de cette saccharification, mais elle peut diminuer de quantité, pécher par un vice de sécrétion de sa diastase, ou par un excès de mucus buccal acide. Il se présente des cas, où les aliments n'en sont pas convenablement imprégnés. Enfin, en admettant un fonctionnement normal des organes des premières voies, le suc gastrique peut être assez surabondant pour neutraliser l'action alcaline de la salive et faire prédominer sa propre acidité.

De là trois indications fondamentales et deux indications secondaires dans le traitement des dyspepsies amylacées essentielles.

A. *Indications fondamentales.* . . .
- 1° Suppléer à l'action de la salive (maltine) ;
- 2° Régime ;
- 3° Eaux minérales alcalines (Vichy).

B. *Indications secondaires.* . . . . .
- 1° Alcaliniser localement.
  - Sels alcalins ;
  - Élixir de Gendrin ;
  - Eaux minérales alcalines.
- 2° Absorbants antiacides. .
  - Craie, sous-nitrate de bismuth ;
  - Magnésie calcinée ;
  - Charbon végétal.

A. INDICATIONS FONDAMENTALES.

1° Suppléer à l'action de la salive. — Voilà la véritable indication de la maltine. C'est pour le démontrer que j'ai entrepris ce travail, et j'espère que les faits le prouveront mieux que toutes les théories.

La maltine est en vérité une salive artificielle, une ptyaline végétale : son action sur les féculents, si curieuse dans les expériences de cabinet, s'exerce encore plus énergiquement dans l'estomac.

C'est que le tube digestif n'est pas une cornue inerte, et que la digestion est un acte vital et non un phénomène purement chimique. Dès que les organes de la vie sont aidés dans leurs fonctions allanguies par une substance qui peut singer sérieusement leurs manières d'agir, ils décuplent ces forces diverses, et reprennent promptement leur activité première.

Alors le médecin ne doit pas attribuer tout le mérite au médicament, qui n'est là qu'une occasion. Il sait qu'il l'a employé à temps, pour secourir la nature, et que celle-ci, profitant de son assistance opportune, a pu à son tour triompher de la maladie.

C'est là tout le rôle que la maltine est appelée à jouer dans le traitement des dyspepsies amylacées. Je le juge assez important pour obtenir des guérisons nombreuses, dans les cas où il était nécessaire, avant qu'elle fût connue, d'employer beaucoup de temps et de remèdes, pour arriver trop souvent à des résultats incomplets. Pour moi la maltine est, dans la végétation, ce qu'est la salive dans la digestion. Loi providentielle, sublime de simplicité ! Le créateur a assigné aux diastases végétales et animales les mêmes fonctions dans le monde vivant : obscures dans la graine qui germe, elles deviennent éclatantes d'activité dans l'estomac qui digère.

Arrivons aux faits et donnons d'abord un exemple de suppléance directe ; nous nous étendrons ensuite plus spécialement sur les observations cliniques compliquées.

Obs. III. — M. X..., négociant des environs, 48 ans, bonne santé, fut atteint, il y a quelques années, d'un abcès de la glande parotide droite ; un coup de lancette donna issue à une suppuration abondante. Le mal guérit au bout de 15 jours, mais il resta au centre de la cicatrice, un peu au-dessous de l'angle de la mâchoire inférieure, un pertuis imperceptible, qui devint l'orifice d'un trajet fistuleux.

Depuis cette époque, M. X... est resté porteur d'une singulière et fort gênante infirmité : dès qu'il commence ses repas, pendant leur durée, et même longtemps après, il sent affluer sous le cou un filet continu de liquide clair, légèrement muqueux, et qu'il reconnaît pour être de la salive. La quantité ainsi perdue est assez considérable pour tremper au moins deux mouchoirs pendant la digestion d'un dîner. Ce ne fut d'abord qu'un accident désagréable, mais bientôt M. X... éprouva les symptômes d'une dyspepsie amylacée légère : gonflement stomacal et abdominal, renvois inodores, injection de la face, etc.

Ce malaise durait habituellement 3 heures; il était d'autant plus intense que le repas était plus copieux. Le malade a plusieurs fois tenté de faire guérir cette fistule, et a obtenu un amendement passager. Quand la salive ne coule pas, les souffrances diminuent.

Vers le commencement de janvier 1868, je lui ordonnai de prendre après les repas une prise de 5 centigrammes de maltine, pour remplacer la salive absente. Le bien-être ne se fit pas attendre, et cette dose suffit pour enrayer chaque fois les symptômes de cette dyspepsie légère.

Le malade ne veut pas se décider à une petite opération, dont je n'ose pas lui garantir l'heureux résultat; il souffre peu de la dyspepsie, et prend pendant quelques jours de la maltine, lorsque la gastralgie se fait sentir; il en est chaque fois soulagé. Je n'ai pas revu M. X... depuis plusieurs mois, je pense que la fistule salivaire n'est pas guérie, et que le médicament est toujours aussi efficace.

Cette observation est curieuse à divers titres, mais j'insiste sur cette merveilleuse suppléance de la maltine, qui me paraît indiscutable.

2° **Régime.** — Un sûr moyen de diminuer et même de faire disparaître la dyspepsie salivaire, c'est de modifier complétement l'alimentation. On doit généralement recommander les viandes bouillies ou grillées, les œufs frais, le laitage, les légumes verts, cuits, etc., et prescrire l'usage très-modéré des féculents, tels que pain, pommes de terre, haricots, riz, macaroni, etc. On ne se méfie pas assez du pain, qui ne se digère pas toujours aisément. Bien des malades en mangent trop ; il faut appeler leur attention sur cette cause ignorée : une diminution dans la consommation de cet aliment suffit parfois pour arrêter le mal.

Obs. IV. — En 1858 je vis un jeune homme, M. X..., âgé de 23 ans, atteint d'une dyspepsie amylacée. Il fumait, travaillait assidûment, et vivait chez ses parents de pain, de féculents et de fromage. Il recevait un modeste salaire, qu'il partageait avec sa famille. Il cessa de fumer sans grand profit ; différents traitements n'amenèrent pas de sérieux résultats.

En 1863, je le retrouvais plus fatigué; gastralgie de 2 heures après les repas, aigreurs, eaux claires insapides, parfois vomissement d'une partie des aliments. Cependant la position pécuniaire était changée, et un avenir plus heureux s'ouvrait devant le malade.

J'étudiai de plus près la maladie, et je compris que le régime était vicieux et l'alimentation insuffisante. Il vivait toujours chez ses parents, qui, malgré une aisance relative, n'avaient presque pas modifié leur menu habituel. Il mangeait surtout trop de pain.

J'obtins du malade qu'il vivrait à l'hôtel, de viandes bouillies et rôties, et de légumes verts cuits; qu'il ferait chaque jour deux repas à la fourchette, qu'il mangerait peu de pain, en choisissant seulement la croûte, et qu'il mâcherait longtemps chaque bouchée avant de l'avaler. Quinze jours après, je rencontrai mon malade, il était guéri. Il avait reconnu que le pain lui était défavorable, car il éprouvait des digestions laborieuses, toutes les fois qu'il en mangeait plus que d'habitude. C'était pour lui une privation réelle, il aimait le pain, et regrettait l'intolérance de son estomac.

Je sais bien que le régime seul est la cause de cette guérison. Cependant il n'est pas rare de rencontrer des gens qui mangent trop de pain et, qui le digèrent mal. En général, il est bon de faire remarquer ce détail aux dyspeptiques, et de les engager à diminuer le pain dans leur alimentation. On peut encore leur conseiller de choisir une croûte craquante, qui est à moitié dextrinée par la cuisson, et par conséquent plus légère.

3° **Eaux minérales alcalines de Vichy.** — Je regarde les eaux minérales alcalines en général, et les eaux de Vichy en particulier, comme le véritable spécifique des dyspepsies salivaires.

A Vichy, le dyspeptique trouve tout ce qui est nécessaire à son état : la vie régulière et la distraction, l'oubli des préoccupations et des ennuis. Les repas, les bains, la buvette, les promenades, tout s'y fait à heure fixe; les aliments sont choisis avec intelligence. Le buveur mange lentement, parce que le service se fait sans précipitation, et qu'il a tout son temps; il vit d'une nourriture appétissante et variée; il a faim parce qu'il s'est levé de bonne heure, et que sa journée est bien employée; il reste à table pour s'égayer avec les convives, toutes conditions diététiques et hygiéniques d'une bonne digestion.

Bien plus, le dyspeptique se sature *intus et extra* du principe alcalin des eaux; la sécrétion des liquides salivaires et duodénaux en acquiert une nouvelle énergie. L'estomac pourrait en souffrir, mais on le surveille avec soin; du reste, il est heureusement assez puissant pour résister à cette attaque. Sous cette excitation il sécrète plus vigoureusement son acide gastrique, et l'harmonie n'est pas détruite.

Ajoutons qu'il existe dans les eaux minérales bues à la source une certaine vitalité, qui a son importance dans le traitement : l'eau de Vichy transportée perd de ses propriétés, et ne peut pas remplacer l'eau bue aux thermes. Pour sa parfaite efficacité, j'en fais une aussi grande différence que celle qui existe entre le lait bourru, au sortir du pis de l'animal, et le lait refroidi ou réchauffé artificiellement.

Malheureusement tous les dyspeptiques amyliques ne peuvent pas se rendre aux eaux de Vichy, et du reste ces eaux bienfaisantes ne sont ouvertes que pendant la belle saison. C'est pour cela que la maltine est appelée à rendre de grands services dans ces maladies. Je ne veux pas en exagérer les effets, mais je désire faire bien apprécier ce qu'on peut attendre d'elle seule, ou associée aux alcalins.

B. INDICATIONS SECONDAIRES.

1° **Alcaliniser le bol alimentaire.** — Si la salive était sécrétée avec toutes ses qualités physiologiques en quantité suffisante, si les aliments en étaient bien pénétrés par la mastication, il ne se

produirait pas dans l'estomac des acidités, des aigreurs, et les différents symptômes de la dyspepsie
amylacée.

Or nous avons vu que la maltine peut suppléer
à l'insuffisance de la salive, et s'opposer par conséquent à cette fermentation acétique et butyrique. Nous savons également que les alcalis favorisent l'action de la maltine sur les aliments
féculents, et même qu'ils excitent dans l'estomac
la sécrétion du suc gastrique.

Pour rétablir à la digestion féculente un milieu alcalin, les moyens se présentent en foule.
C'est dans cet ordre d'idées, que se sont pour-
suivies la plupart des recherches jusqu'à ce jour.

a. Dans les cas légers, on se trouve bien de
l'emploi aux repas des eaux de Saint-Galmier,
Saint-Alban, Renaison, etc., mêlées de vin.
Ces eaux sont légèrement bicarbonatées; elles
renferment un petit excès d'acide carbonique
libre, qui stimule l'appétit, et se dégage ensuite
par les voies supérieures, en abandonnant dans
l'estomac les carbonates alcalins, qui s'opposent
à l'assescence.

b. Les bicarbonates de potasse et de soude en
poudre, les pastilles de Vichy, les lactates alca=
lins, etc., peuvent rendre des services réels. Ils
neutralisent les acides de l'estomac, soit qu'ils
proviennent d'un excès de suc gastrique, soit

qu'ils aient pris naissance à la suite d'une fermentation acétique provoquée par une insuffisance de salive. Ces médicaments possèdent une efficacité toute symptomatique. Associés à la maltine, ils complètent son action, et contribuent au rétablissement du fonctionnement normal de la digestion.

c. Il est un autre procédé d'administrer les alcalins; je l'emploie de préférence, parce qu'il est plus actif. Je les prescris sous la forme de l'élixir antidyspeptique de Gendrin. Cet élixir se compose de :

Eau distillée de menthe..........	250 gr.
Extrait de cascarille, d'absinthe... — de gentiane, de myrrhe... } ãã	5
Feuilles sèches de camomille.....	6
Écorces d'oranges amères........	10
Carbonate de potasse........	15

Triturez ensemble, faites macérer pendant deux jours, passez et filtrez.

Cette préparation est à la fois amère et alcaline, deux qualités précieuses, l'une pour stimuler l'estomac paresseux, l'autre pour aider à l'action des glandes salivaires. On en prend une cuillère à café dans un demi-verre d'eau, un quart d'heure avant chaque repas. Cet élixir nous offre encore l'avantage de ne pas introduire dans l'estomac une teinture alcoolique. J'estime que son alcalinité entre pour les trois quarts dans son efficacité.

d. Les eaux minérales alcalines de Vichy peuvent encore se prendre à domicile dans la dyspepsie amylacée. Elles soulagent les malades à la condition d'être employées avec ménagement, et d'une certaine façon.

De nos jours, les médecins négligent les anciennes règles, établies par les praticiens les plus expérimentés dans le maniement des eaux de Vichy. Ils ordonnent de boire aux repas ces eaux mêlées au vin et aux aliments. Cette manière de faire ne peut réussir que dans les cas de sursécrétion d'acide gastrique, ou bien au commencement d'une dyspepsie très-fortement compliquée d'aigreurs ou de pyrosis ; autrement le malade les suspend bientôt, parce qu'il les sent lourdes et indigestes.

La première condition pour administrer avantageusement les eaux de Vichy à domicile, c'est de les faire prendre par petite quantité à la fois, une heure au moins avant, ou deux heures après le repas. On a soin de les couper préalablement d'un peu d'eau bouillante, pour ne pas les altérer en les faisant chauffer au bain-marie, et pour les rendre plus agréables au tube digestif. On alcalinise lentement les liquides de l'économie, sans étouffer subitement le travail de l'estomac par l'intervention inopportune d'une dose assez forte

d'alcali, au moment même où l'organe doit sécré-
ter l'acide gastrique.

Une seconde indication non moins importante,
c'est de choisir la source la mieux appropriée à cet
emploi. C'est en général les sources des Célestins
et d'Haute-Rive, qui produisent les meilleurs résultats. Le puit Lardy est un peu ferrugineux;
les autres sources, et surtout la Grand'Grille, sont
très-chaudes et fortement alcalines. Transportées
au loin, elles sont lourdes au tube digestif, parce
qu'elles se détériorent plus facilement que l'eau
des sources moyennement alcalinisées et froides
à leur sortie du sein de la terre.

L'eau de Vichy prise à domicile ne constitue
pas un traitement réellement effectif des dyspepsies salivaires; mais elle convient dans bien des cas,
où il s'agit de détruire certains symptômes prédominants. Les eaux de Vâls, Évian, Chateldon,
Condillac, etc., peuvent être prescrites également,
suivant le degré du mal ou la susceptibilité particulière du malade.

2° Absorbants.

Cette nouvelle série de médicaments s'adresse
plus spécialement à quelques symptômes secondaires. Elle se compose de substances nombreuses,
telles que *craie préparée, poudre d'yeux d'écrevisses,
sous-nitrate de bismuth, magnésie calcinée, charbon*

végétal, *etc.*, qui s'administrent immédiatement après les repas dans un peu d'eau vineuse, seules ou combinées diversement entre elles. Je ne leur reconnais aucune vertu spécifique sur les organes et le système nerveux ; mais je crois qu'elles jouissent de deux propriétés bien caractérisées :

1° D'absorber les gaz du tube digestif, et 2° de neutraliser les acides en excès.

Je comprends que ces deux indications soient importantes, parce qu'elles s'opposent aux symptômes morbides les plus persistants et les plus pénibles : mais les absorbants ne combattent pas la cause première, et enrayent rarement le mal. J'en reconnais le mérite, sans en exagérer la puissance.

Telles sont les indications générales et symptomatiques des dyspepsies amylacées essentielles. Après le régime et le traitement thermal à Vichy, la maltine en est le principal remède.

J'ai exposé les raisons physiologiques de cette action thérapeutique, il me reste à en donner la démonstration clinique.

CHAPITRE VII

TRAITEMENT DE LA DYSPEPSIE SALIVAIRE OU AMYLACÉE (SUITE).

A. *Insuffisance de l'alimentation* : Obs. V. Abus du thé ; — Obs. VI. Influence du carême ; — Obs. VII. Respiration habituelle de gaz délétères ; — Obs. VIII. Choléra infantilis ; — Obs. IX. Abus des purgatifs ; — Obs. X ; — Obs. XI. Fièvre grave, complications multipliées, pertes séminales.

B. *Excès d'aliments :* — Obs. XII. Changement des heures de repas ; — Obs. XIII. Danger des repas du soir.

C. *Insuffisance de mastication :* — Obs. XIV. Repas pris trop rapidement ; — Obs. XV. Perte des dents.

D. *Absence, diminution ou altération de la salive :* — Obs. XVI. Dyspepsie des fumeurs ; — Obs. XVII. Dyspepsie des prêtres ; — Obs. XVIII et XIX. Dyspepsie des instituteurs ; — Obs. XX et XXI. Dyspepsies amylacées pituiteuses.

E. *Irrégularité des heures des repas :* — Obs. XXII. Vertige stomacal ; — Obs. XXIII. Dyspepsie boulimique.

Dans cette étude, je suivrai pour plus de facilité l'ordre, que j'ai établi, lorsque j'ai institué l'étiologie des dyspepsies. Je ne vois pas d'autres moyens de poser nettement les véritables indications de la médication, et le rôle précis, que le médicament est appelé à jouer dans la thérapeutique.

Les observations, que je vais relater, se rencontrent journellement dans la pratique des médecins, et je me porte garant du succès dans des cas semblables.

A. INSUFFISANCE DE L'ALIMENTATION.

C'est une cause plus commune qu'on ne le croit. Il semble, au premier abord, que si les malades ne sont pas pauvres, ils doivent être promptement guéris par un régime convenable. Malheureusement cette cause est trop souvent obscure, et ses effets indirects; le diagnostic du médecin s'égare aisément, et le traitement demeure impuissant.

OBS. V. — Madame Z..., riche propriétaire des environs de Roanne, 34 ans, tempérament nerveux, constitution faible, déjeune à 10 heures, et dîne à 5 heures. Elle a l'habitude, depuis plus de 12 ans, de prendre dans son lit, tous les matins, du thé au lait avec une tranche de pain grillé. ·

Quand arrive le déjeuner, elle n'a pas encore faim, mange peu et digère mal. Elle souffre jusqu'à 3 heures et demie ou 4 heures du soir, et l'appétit n'est pas éveillé, lorsqu'elle se met à table pour dîner. Pendant la veillée et la nuit, nouvelle dyspepsie qui recommence régulièrement le lendemain. Cette dyspepsie a pour caractère une sensation de plénitude épigastrique continuelle, des renvois inodores, des coliques légères avec gargouillement intestinal, sensation de boules roulant dans le ventre, constipation, point névralgique précordial, bâillements et profondes inspirations. Avec cela insomnie, surexcitation nerveuse, amaigrissement et anéantissement tel, que l'énergie morale de la malade peut seule en triompher.

Cette dame paraissait trop manger. Elle en était persuadée, et diminuait à chaque repas la quantité de ses aliments, d'autant plus volontiers qu'elle n'avait pas pour eux l'appétence qui provoque le désir. Sa famille ne s'y trompait pas, et insistait pour la faire manger davantage. Comme la dyspepsie semblait augmenter en raison .directe de la quantité de nourriture prise, la malade en était venue à goûter à peine aux aliments, au grand détriment de sa santé.

Lorsque je fus appelé à lui donner des soins, à la fin de l'année 1866, je prescrivis les amers, le quinquina, les ferrugineux, et l'eau de Saint-Galmier aux repas. L'hyperesthésie nerveuse diminua, les forces parurent revenir; mais, en somme, il n'y eut pas grande amélioration.

Dans l'été 1867, j'envoyai cette dame à Vichy; elle en revint complétement guérie. Le médecin des eaux appela l'attention de la malade sur le thé du matin, et lui conseilla de s'en sevrer.

Au mois de novembre 1867, madame Z..., ayant repris ses habitudes, retomba peu à peu dans le même état que l'année précédente. (Sous-nitrate de bismuth, sirop de Laroze, eaux de Vichy, un verre le matin à jeun et un verre 2 heures après tous les repas.) Soulagement.

Enfin, dans les premiers jours de 1868, je soupçonnais le **thé** d'être la véritable cause de cette dyspepsie. Je priai la malade de le supprimer complétement, et de le remplacer par un œuf frais cuit laiteux, et avalé sans pain. Ce fut un grand sacrifice, mais la malade s'y résigna. (Eaux de Chateldon aux repas, sirop de Laroze, pastilles de Patterson.) Ce nouveau régime eut pour effet immédiat de diminuer de moitié la durée et l'intensité des douleurs, et d'augmenter l'appétit.

Pour un motif particulier, je n'avais pas pu ordonner de la maltine jusqu'à ce moment. Ce motif cessant, je changeai le traitement : je prescrivis le lait bourru de chèvre, et, après tous les repas, 3 pastilles de maltine de 2 centigrammes et demi chaque. *Dix-huit jours* après, la digestion s'opérait sans encombres, l'appétit était bien établi, et les selles devenaient régulières. Les névralgies diverses avaient disparu en même temps.

La malade s'aperçut bien vite du rôle de la maltine dans ce traitement, et cessa tous les autres. Une seconde saison de Vichy mit fin à la dyspepsie; et aujourd'hui, 24 novembre 1868, madame Z... est grasse et bien portante. Elle prend quelquefois des pastilles de maltine, plutôt par prudence que par besoin.

Cette observation est remarquable au point de

vue de la simplicité de la cause, de la ténacité du mal, et de l'efficacité du médicament.

L'insuffisance de l'alimentation produit des dys- pepsies dans bien d'autres circonstances. Ainsi : les médecins peuvent se rappeler qu'il y a aug- mentation générale de ces maladies pendant et après le carême, sans doute à cause du jeûne, de l'abstinence, et de la réglementation religieuse des repas.

Obs. VI. — Madame de Z..., de Saint-Romain la Motte, 49 ans — ménopause, — a toujours joui d'une bonne santé. Toutefois, elle a remarqué que chaque année, à la fin de l'hiver et au printemps, elle est atteinte d'une dyspepsie compliquée de gastralgie, durant 40 ou 50 jours, qui se dissipe sous l'influence du lait bourru.

Frappé de ces retours périodiques, j'interrogeai la malade, au milieu du mois de mars 1867. Voici ce que j'appris : cette mère de famille observait rigoureusement les prescriptions religieuses ; elle jeûnait, faisait maigre pendant tout le carême, et mangeait une seule fois par jour du pain, des pommes de terre, de la salade et du fromage. Ce n'était pas assez ; le tube digestif se révoltait, et la dyspepsie amylacée était la conséquence de ce régime.

J'obtins l'alimentation azotée le dimanche, et la suppression du jeûne. J'ordonnai 5 centigrammes de maltine après les repas. La fin du carême approchait, j'en dus élever la dose à 10 centigrammes, et y joindre du vin de quinquina et le café de glands doux. Le mois d'avril fut meilleur que les années précédentes.

Pendant l'année 1868, madame Z... n'a pas jeûné, elle a mangé de la viande une fois par semaine, a pris régulièrement après ses repas 2 pastilles de maltine, et la dyspepsie s'est à peine fait sentir.

Je vais donner quelques autres observations, pour établir que les causes les plus diverses peuvent produire une insuffisance d'alimentation, et que dans ces différentes circonstances, la maltine est un médicament précieux.

Obs. VII. — M. X... employé dans une fabrique de caoutchouc vulcanisé, 37 ans, fièvre typhoïde à l'âge de 17 ans, a mené jusqu'en 1866 une vie fort active sur la Loire.

En avril 1866, il entrait dans cette usine, et, un mois après, il ressentait tous les symptômes d'une dyspepsie amylacée : Gastralgie, aigreurs, vomiturition d'eaux claires, surtout après avoir fumé, pyrosis, céphalalgie continue, perte d'appétit, amaigrissement léger, etc. Je lui conseillai de revenir à son premier genre de vie, mais il fut obligé de rester dans l'usine jusqu'à la fin de juin.

Je commençais à avoir de la maltine assez bien

préparée, je lui ordonnai de ne pas fumer, et de s'administrer après les repas une prise de,

Maltine......................	3 centigr.
Charbon de peuplier............	10 —
Acétate de morphine...........	1/2 milligr.

M. X... ne cessa pas de fumer, mais il prit régulièrement ses paquets, parce qu'il en éprouva rapidement un soulagement notable. Pendant tout le temps qu'il demeura à l'usine, la dyspepsie, sans cesser complétement, diminua des trois quarts. Je dois avouer qu'elle disparut tout à fait, quand il recommença son travail sur les bateaux.

OBS. VIII. — Madame Z..., 36 ans, habitant les environs de Roanne, a eu un grand nombre d'enfants, qu'elle a tous nourris de son lait.

Profondément convaincue des devoirs de la maternité, elle ne peut pas supporter l'idée d'une nourrice étrangère. Le 12 avril 1866, elle mit au monde un enfant, qu'elle se prépara à nourrir comme ses aînés. A sa dernière couche, madame Z... avait eu un abcès au sein droit, et avait été obligée d'achever l'allaitement avec le sein gauche. Cette fois, l'élevage commençait avec un seul sein.

Tout semblait aller pour le mieux, lorsque le 20 juillet l'accouchée fut prise d'un abcès au sein gauche, et, malgré les moyens abortifs les plus puissants, il lui fallut se résigner à subir l'incision de la poche purulente, vers le 30 juillet. J'insistai alors pour obtenir l'intervention d'une nourrice à domicile. Vains efforts! la malade s'obstina à continuer l'allaitement.

Ce que j'avais prévu arriva : l'enfant, tetant du mauvais lait, devenait insatiable, pleurait sans cesse, dormait peu, vomissait après avoir teté, et évacuait des selles verdâtres et grumeleuses. Il dépérit rapidement, et, le 18 août, il était arrivé aux dernières limites de l'étiolement. Le *cholera infantilis* avait imprimé sur sa petite figure ce cachet vieillot signe précurseur d'une mort prochaine.

Il était peut-être trop tard pour recourir à une femme mercenaire ; et il faut un certain temps pour choisir et se décider. La mère venait seulement de prendre son parti ; je prescrivis le sevrage immédiat et l'usage d'une bouillie faite avec une farine composée à la maltine dont je donnerai la formule au chapitre suivant, et qui me paraît être une heureuse modification à celle de Liebig.

J'ajoutai à celà du lait frais de vache coupé de deux tiers d'eau d'orge. Dès le premier jour l'enfant ne vomit pas, dormit bien, cria peu , et parut rassasié. Ce régime poursuivi avec patience et sans discontinuité mit fin à tous les accidents. L'enfant reprit ses forces, sa gaieté, son embonpoint; et aujourd'hui, 17 septembre 1868, il n'a rien à envier à ses frères et sœurs, au point de vue de la santé.

Ainsi, l'idée philanthropique de Liebig peut avoir des résultats avantageux. En plusieurs circonstances, je n'ai eu qu'à me louer d'un allaitement artificiel, semblable à celui que je viens d'indiquer.

J'ai cité à cette place un cas de *cholera infantilis*, pour donner une idée d'ensemble des dyspepsies amylacées. Mais ce sujet est trop grave, pour que je le traite aussi brièvement. J'y reviendrai plus loin dans un article spécial, ou j'étudierai les diverses phases de cette maladie, les causes véritables qui lui donnent naissance, et les moyens rationnels avec lesquels on peut en triompher.

Obs. IX. — M. X..., négociant dans une petite ville voisine, 45 ans, a mené joyeusement l'existence. Depuis l'âge de 36 ans, il était atteint d'une dyspepsie, qui s'accroissait chaque jour sous l'influence des veilles et des plaisirs. Au mois d'avril 1866, il se mit entre les mains d'un empirique, qui lui administra pendant plus de 30 *jours* des *Morisson's pils* à dose purgative. Cette médication incendiaire conduisit le malade à une faiblesse excessive, et à une irritation inflammatoire telle des viscères, que rien ne pouvait plus passer.

Je le vis à la fin de mai 1866, et, sans constater des désordres organiques, je pressentis immédiatement une terminaison fatale. Cependant j'essayai de lutter contre le mal par le lait bourru, l'eau gazeuse, la glace, les émollients, les grands bains, et divers autres médications, qui produisirent un peu de soulagement.

7 juillet, le malade paraissant revenir à la vie, je conseillai trois potages par jour à la farine de maltine, l'usage de quelques féculents, et 5 centigrammes de maltine, après tous ces petits repas. (Lait bourru, sirop de gentiane, lavements à la crème de Quesneville au sous-nitrate de bismuth, vésicatoires à l'épigastre.) La diarrhée et les vomissements diminuèrent; mais les viandes passaient sans être digérées, et la diète lactée ne pouvait pas être supportée.

Cette alimentation, pour ainsi dire artificielle, soutint le malade, tant bien que mal, pendant 30 à 40 jours, au bout desquels il s'en alla dans sa famille. J'ai appris, depuis, qu'il avait succombé 2 mois après son arrivée.

Ici la maltine a évidemment prolongé l'existence. J'ai cité cette observation pour faire entrevoir le bien qu'on pourrait en obtenir dans un cas moins désespéré.

Obs. X. M. X..., 52 ans, appartenant au parquet d'une ville d'un département voisin, est atteint depuis quelques années d'une dyspepsie singulière.

Sur les 2 ou 3 heures de nuit, il est réveillé en sursaut par un cauchemar, et ne se rendort pas avant 4 ou 5 heures du matin. Pendant ce temps, il éprouve une crise d'entéralgie plus ou moins violente au niveau de l'hypochondre gauche ; et un ballonnement particulier de l'estomac peu gênant, avec une sensation de renvois butyriques prêts à s'échapper. Il lui monte de l'eau claire en abondance, qui passe bientôt au goût acide et aigre ; puis le pyrosis succède à ces crachotements.

Lorsque les gaz peuvent être évacués par en haut ou par en bas, c'est le signal de la fin de la crise et du retour du sommeil. M. X... a vainement consulté plusieurs médecins ; il a été soulagé pour quelque temps, sans pouvoir triompher complétement de la maladie.

Le 8 février 1868, je tentai à mon tour cette œuvre difficile. J'appris que le malade ne déjeunait jamais, qu'il ne soupait pas, et qu'il mangeait beaucoup à midi. Il fumait de plus pour 20 centimes de tabac par jour.

M. X..., en fumant trop, perdait beaucoup de salive ; et d'un autre côté, en ne faisant qu'un repas copieux à midi, il ne sécrétait pas assez de liquide salivaire pour l'imprégnation parfaite des féculents. Je réduisis à 10 centimes par jour sa ration de tabac, et prescrivis un potage de tapioca au réveil, une mastication prolongée des aliments de midi, 5 centigrammes de maltine le matin et le soir; et 10 centigrammes à midi. Eau de Sedlitz au début du traitement.

Dès le troisième jour, il y avait un amendement manifeste des symptômes nocturnes. A la fin du mois, c'est-à-dire 20 jours après, M. X... dormait toute la nuit, sans éprouver le moindre malaise.

J'ai peut-être tort de ranger cette observation dans la classe des dyspepsies amylacées; je sais également que le régime entre pour beaucoup dans la guérison. Toutefois on ne peut nier que la maltine n'ait contribué puissamment à la disparition du mal.

Je terminerai ce qui se rattache à l'insuffisauce de l'alimentation, par le récit d'un fait qui me paraît excessivement remarquable, à cause de la durée du mal, de l'obscurité du diagnostic, et surtout du résultat presque immédiat obtenu par la maltine.

Obs. XI. — Cette dyspepsie est occasionnée par une maladie grave qui a disparu. A la suite de la fièvre typhoïde, tous les organes sont restés faibles et impuissants à fournir à leurs fonctions normales. Le tube digestif principalement a été vivement impressionné. Ce qu'il y a de remarquable, c'est que l'intestin a paru se rétablir le premier de cette violente attaque, et que la dyspepsie a revêtu tous les caractères de l'espèce amylacée, puisque la maltine en a été la pierre de touche et le moyen curatif. Ce n'est pas en général ce qu'on observe dans la pratique ; la pepsine est plus fréquemment indiquée dans ces cas.

M. X..., 29 ans, comptable à Roanne, 15 décembre 1864. 8 mois après son mariage, fièvre typhoïde grave de 60 jours. Convalescence lente, dyspepsie compliquée affectant toutes les régions du tube digestif. (Quinquina, ferrugineux, graines de moutarde blanche, pepsine, eau de Saint-Alban, lait bourru.) Amélioration légère.

28 juillet 1865, saison à Vichy. Le malade en revint à moitié guéri, et reprit ses travaux. (En automne, lait bourru, et au mois de novembre eaux de Vichy. Pendant tout l'hiver, pepsine, acide lactique ou chlorhydrique, alcalins, absorbants, eaux de Vals.) 15 juillet 1866, nouvelle saison à Vichy : continuation du traitement.

En 1867, saison à Vichy, et cependant le mal persiste moins sérieux qu'au début, mais assez intense pour exiger de ma part des visites multipliées. (Bains de rivière, vin de Bordeaux, régime azoté très substantiel.)

Voici ce qu'éprouvait le malade : bon appétit, soif vive en mangeant. Une demi-heure après les repas, envie de dormir, injection de la face, et mal de tête. Expuition d'un peu d'eau muqueuse, insipide, puis douleur au niveau du foie, passant rapidement vers la région précordiale, ou à la base de l'omoplate gauche. Dans ce moment, étouffement, sensation d'un malaise spécial faisant croire à une prochaine syncope, bâillement, puis douleur du côté du rein droit, envie d'uriner, et gargouillements douloureux dans le ventre.

Après la succession presque régulière de ces symptômes, le malade rejetait sans efforts une verrée d'eau acide, et tout était terminé; il pouvait reprendre ses travaux. Le malaise avait duré 2 heures et demie environ. Dans la soirée, abondants dégagements de gaz intestinaux peu odorants.

J'appelai l'attention de M. X... sur tous les excès à redouter, soit dans la vie conjugale, soit dans la régularité des repas, soit enfin dans l'observation sévère du régime. Je suis persuadé que mes prescriptions étaient suivies à la lettre.

Enfin, le 21 octobre 1867, un nouveau phénomène apparut, qui peut-être n'avait pas été remarqué plus tôt. Malgré une continence, du reste facile, il s'était produit des pertes séminales. Tous les matins, un abondant dépôt de mucus, que je reconnus spermatique, se formait, au fond d'un verre à expérience, dans les urines de la nuit. Cette complication m'effraya d'autant plus que le malade était maigre, pâle et apathique,

(Bromure de potassium, lupuline, belladone, fer, noix vomique.) Tout échouait.

Jusqu'alors j'avais cru à l'influence pernicieuse de la fièvre typhoïde, à un état d'atonie siégeant surtout dans l'estomac et les intestins, et exigeant les reconstituants les plus variés, associés à la pepsine, que j'avais vus réussir quelquefois dans ces cas.

Le **26** février 1868, je m'avisai de supposer que j'avais affaire à une dyspepsie amylacée simple. Je notai une soif ardente pendant les repas, et une sécheresse habituelle dans la bouche, même pendant la mastication. Je changeai complétement la médication. (Sirop Laroze, 30 centigr. de maltine par jour, eaux de Renaison, café de glands doux.)

Le 9 mars, le malade vint me trouver plein de joie ; il se disait complétement guéri. Par le fait, il ne souffrait presque plus après les repas. Les pertes séminales s'étaient arrêtées. Le travail était revenu facile, et la bouche humide. Il continua l'usage exclusif de la maltine pendant l'hiver et le printemps, et se trouva si bien rétabli pendant l'été, qu'il crut pouvoir se dispenser des eaux de Vichy. Je l'ai revu dans le courant de cet automne ; la guérison ne s'est pas démentie.

Voilà une des plus belles cures que je puisse attribuer à la maltine, et à ce médicament seul. On expliquera, comme on voudra, cette mystérieuse puissance ; pour moi je publie le fait, sans le commenter.

B. EXCÈS D'ALIMENTS.

En interrogeant avec soin les malades, on découvre fort communément des dyspepsies dépendant de cette cause; surtout en province, où les joies de la table deviennent, à un certain âge, le seul plaisir qui fasse oublier les souvenirs de la jeunesse. Chomel a justement observé la fréquence de ces excès, et appelé sur eux l'attention du médecin.

Placé mieux que tout autre pour contrôler cette assertion, j'ai pu me convaincre. maintes fois, que le maître avait dit vrai. Je n'ignore pas que ces dyspepsies sont exclusivement passibles d'un régime mieux entendu; mais je sais aussi qu'il est fort difficile de l'obtenir du malade.

Dans ces conditions, on est obligé de tourner la difficulté, et de rendre moins indigestes des repas trop copieux et trop souvent renouvelés. Il est fâcheux que la gourmandise soit une passion aussi despotique, car elle entraîne après elle des complications qui dégénèrent fréquemment en maladies organiques, par la répétition ou plutôt par la continuité des phénomènes morbides. En faisant une médecine des symptômes, c'est tantôt à la dyspepsie salivaire, tantôt à l'espèce sulfhydrique, tantôt à l'hypochondriaque qu'on doit opposer une médication plus ou moins efficace. Le régime est tout dans ces maladies ; les traitements anciens ont en général peu d'effets. Cependant il se présente certaines circonstances, dans lesquelles la cause existe sans que le malade puisse le supposer. Alors le médecin a toute puissance sur l'effet, par le régime d'abord, et ensuite par la maltine, qui est le remède directement approprié.

Obs. XII. — Madame Z..., du canton de Saint-Germain-Laval, 43 ans, 11 enfants, est partie pour Paris dans le mois de novembre 1867, après avoir passé toute sa vie à la campagne. Les nécessités du commerce l'appelaient dans la capitale.

Elle revint, dans le mois d'avril 1868, me consulter pour une dyspepsie, qui durait depuis qu'elle avait quitté le pays. Inappétence, douleurs brûlantes dans le ventre, une demi-heure après le repas ; roulement pénible de gaz dans les intestins, puis dans l'estomac ; vomissement 4 ou 5 fois par semaine des aliments ingérés ; ballonnement des intestins et du ventre, qui oblige de décrocher la ceinture ; aigreurs insupportables, eaux claires sans goût, alternant avec les vomissements ; constipation, selles noires ; sommeil agité, réveil à une heure du matin pour vomir des glaires abondantes, après des aigreurs pyrosiques pendant une demi-heure.

Le 20 avril 1868, cette malade a souffert malgré plusieurs médications, sans modification notable dans sa maladie, depuis son départ de la montagne. J'apprends qu'elle a changé à Paris son genre do vie, et qu'elle continue, depuis son retour, à déjeuner à 10 heures du matin, et à dîner à 6 heures du soir. Or, depuis 40 ans, elle prenait un potage matin et soir, et un repas de deux plats à midi.

Dans ce nouveau régime le déjeuner de 10 heures était attendu avec d'autant plus d'impatience, que le potage du matin avait été supprimé, et que l'heure habituelle du dîner était proche. A 6 heures du soir, au contraire, madame Z... mangeait par occasion et sans appétit, parce que l'estomac n'était pas accoutumé à ce travail répété deux fois dans la journée. Il y avait dyspepsie depuis 10 heures du matin jusqu'à 2 heures de nuit, par excès d'alimentation.

Je conseillai de reprendre les anciennes habitudes de 3 repas réguliers, dont un seul substantiel. Il y eut soulagement, mais non guérison, parce que le tube digestif ne pouvait pas s'accommoder aussi facilement de ces transitions peu ménagées.

(18 mai, purgation, macération de *Quassia amara*, 3 pas-

tilles de maltine de 2 centigrammes et demi.) Guérison *en 25 jours.*

Ici la maltine a été un adjuvant du régime et son efficacité est indéniable.

Obs. XIII. — M. X..., 38 ans, dirige un établissement très-suivi par le public. Trois fois par semaine, il dîne à 3 ou 4 heures du soir, quand la clientèle lui en laisse le loisir.

Il soupe à 8 heures et demie ou 9 heures, avec un potage, du fromage et des fruits, et se couche bientôt après. Un changement de vie est impossible, parce que M. X..., tient avant tout à parvenir en subissant sans conteste la tyrannie de l'acheteur. Dyspepsie nocturne avec insomnie, renvois, aigreurs, pituites, cauchemars, etc.

9 février 1867. Le repas du soir me paraît être la cause de la maladie. Je conseille de prendre un simple potage à 6 heures et demie, pour éviter la faim, qui ne manque pas de se faire sentir impérieusement à 11 heures du soir, sans cette précaution. — Amélioration.

23 janvier 1867. Je pense que le repas de midi n'est pas digéré, lorsque celui du soir va être pris à son tour. (Sucre de maltine, eau de Saint-Alban, café de glands doux.) Prompte et entière guérison, à la condition de continuer le traitement, au moins les jours où le dîner est retardé par les affaires commerciales.

C. INSUFFISANCE DE MASTICATION.

Cette cause de dyspepsie s'observe chaque jour.
Il suffit, pour s'en assurer, de savoir faire parler
les malades. Bien plus, la mastication prolongée
seule peut rétablir les fonctions digestives, quand
son défaut a donné naissance à la maladie.

C'est parce qu'ils mangent avec lenteur, que les
cultivateurs et les paysans ne sont jamais dyspeptiques. Je parle à dessein des hommes, car les femmes de la campagne ne sont pas dans d'aussi bonnes conditions : elles dînent à bâtons rompus, pour
surveiller la parfaite alimentation des valets et des
chefs de maison, qui sont les princes de l'oligar-
chie domestique.

On ne croirait pas ce qu'il est difficile d'obtenir,
des gens qui consultent, cette mastication prolongée indispensable à une bonne digestion. La plupart d'entre eux reconnaissent la justesse de l'observation, sans pouvoir se résigner à changer de
manière. Il y a insuffisance de salive, et la maltine
fait merveille. Je ne veux pas multiplier les expériences ; on saisira bien vite toute l'importance
de cette médication.

Obs. XIV. — M. X..., 17 ans, est entré comme
petit employé d'une grande administration finan-
cière. Il y va à 6 heures et demie du matin, et se
retire à 7 heures du soir. Il a une demi-heure pour

déjeuner, et 1 heure pour dîner ; ses retards sont marqués par des amendes. Son désir de bien faire est plus grand que son traitement ; il demeure loin du bureau.

14 juillet 1868. Il me consulte pour une dyspepsie amylacée compliquée de gastralgie. Les parents craignent pour sa santé, et accusent un excès de travail. J'apprends que le jeune homme n'a pas le temps nécessaire pour prendre ses repas, qu'il avale les morceaux tout ronds, et qu'il s'empresse de retourner au travail, pour ne pas subir des punitions lourdes à sa bourse. C'était là tout le mal, difficile à combattre par un régime convenable. Nécessité fait loi. (Élixir de Gendrin, pastilles de maltine.)

25 juillet. La gastralgie a disparu; mais la digestion se sent toujours, après le dîner principalement. Il faut desserrer les vêtements; et ce qu'il y a de plus fatigant, ce sont les gaz intestinaux, que le malade ne doit pas évacuer.

Malgré ces petits inconvénients, M. X... éprouve un notable soulagement, et attend avec impatience le moment d'acquérir par son zèle et sa persévérance une position qui lui donne plus de liberté. Il a remarqué que, le dimanche, il ne se presse pas à manger, et ne souffre pas. Il continue son traitement, et échappe de cette manière à la gastralgie, qu'il endurerait sans la maltine.

Obs. XV. — Madame Z..., femme de ménage, 55 ans, n'a conservé que trois dents : une grosse molaire à droite de la mâchoire inférieure, et deux petites molaires droites, une en haut, l'autre en bas. Par une singulière bizarrerie de la nature, ces deux petites molaires se rencontrent dans le mouvement des mâchoires ; et la petite molaire inférieure étant branlante et sensible, la mastication est gênée et douloureuse. Il en résulte que madame Z... ne peut avaler que des aliments liquides ou non mastiqués ; elle s'entête à ne pas vouloir faire arracher ces vestiges de dents.

Notre femme de ménage mange à toutes les tables, de toutes sortes d'aliments, et elle est sujette depuis plusieurs années à une dyspepsie amylacée, d'autant plus ennuyeuse, qu'elle survient presque toujours la nuit. La viande passe bien sans être mâchée ; malheureusement ce n'est pas tous les jours que les souffrances peuvent être prévenues par ce régime.

15 septembre 1867. Je l'engage vainement à se faire arracher ces trois malencontreuses dents, et, dans tous les cas, à choisir à défaut de viande des féculents en purée, tels que riz, pommes de terre, pain trempé d'eau, végétaux cuits, hachis, etc. ; et d'éviter les féculents en morceaux, comme pommes de terre frites, haricots, pain sec, crudités, etc. (Pastilles de maltine.)

Cette femme a suivi son traitement jusqu'en mars 1868, époque à laquelle la nature fit justice de ces fatales dents. Pendant tout ce temps, elle avait peu souffert de sa dyspepsie. Aujourd'hui, elle a cessé tout traitement, se contentant de suivre le régime prescrit, commode à ses gencives démantelées ; elle digère à peu près bien.

Ces exemples se répètent mille fois dans la pratique, si on veut les observer. Le régime et de simples précautions hygiéniques triomphent aisément des symptômes morbides ; mais quand l'insuffisance de la mastication dépend uniquement de la volonté du malade, la maltine fait disparaître les accidents, en suppléant à l'activité de la salive. J'ai cité, de préférence, ces deux observations, quoiqu'elles soient incomplètes comme résultat, parce qu'il suffit de bien déterminer la cause pour y appliquer un remède dont il est inutile de prôner davantage l'efficacité.

D. ABSENCE, DIMINUTION OU ALTÉRATION DE LA SALIVE.

1° L'usage du tabac est répandu partout aujourd'hui ; sa consommation progresse chaque année, et avec elle les maladies qui en sont la conséquence.

Entre toutes, la dyspepsie est assurément la plus fréquente, et il n'y a rien d'étonnant à cela, puisque le principal effet de la pipe, de la chique, du cigare, etc., est de faire cracher sans profit beaucoup de salive, d'en altérer les qualités par l'introduction d'une substance toxique, et enfin d'arrêter la sécrétion des glandes par la continuité de la cause, et la persistance de l'empoisonnement local. Le remède est, il est vrai, à côté du mal : il suffit de supprimer le tabac pour obtenir la normalité des fonctions ; mais cette mauvaise habitude est du nombre de celles qu'il est presque impossible de déraciner. Le fumeur préfère souffrir et satisfaire sa passion ; il faut que le danger soit pressant, pour qu'il suive les conseils du médecin, et sacrifie son plaisir à sa santé.

Cette passion est au moins singulière, je n'en ai pas pu trouver l'explication physiologique. Toutes les habitudes chez l'homme ont pour point de départ un plaisir ou la satisfaction d'un sens. Je comprends la passion de l'opium, celle des boissons alcooliques, les excès vénériens, etc.; mais j'avoue qu'il m'est impossible de me rendre compte de la passion du tabac.

On en perd l'habitude en surmontant des malaises sans nombre. Quand on sait fumer, on éprouve, je crois, le plaisir seul du désir accompli; et encore, est-ce bien relatif! car, en effet, il n'est pas agréable de fumer le matin à jeun. Dans l'obscurité complète, lorsqu'on ne voit pas la fumée du tabac, le plaisir disparaît. Tous les fumeurs ont fait cette remarque. C'est donc que le sens du goût participe peu à la jouissance, si jouissance il y a.

Voilà qui est vraiment bizarre; et je demande aux observateurs l'explication d'une habitude, si universellement répandue, qui prélève sur notre budget une contribution indirecte réellement effrayante.

Quoi qu'il en soit, le mal existe, et produit ses pernicieux effets. Nous devinons tout le parti que nous pouvons tirer de la maltine, puisqu'ici comme précédemment, c'est une question de suppléance directe, et de substitution thérapeutique d'une diastase végétale à la diastase salivaire. Les exemples à l'appui abondent dans mes notes. J'en citerai un seul qui est la répétition exacte de ce qui se passe chez tous les malades de cette catégorie.

Obs. XVI. — Obligé de voyager à toute heure du jour et de la nuit, M. X... fume d'autant plus qu'il a besoin davantage de tenir son esprit attentif ou, au contraire, d'endormir son cerveau par une espèce de rêvasserie qui le repose; l'habitude l'emporte sur toutes les autres raisons. A la ville, il fume dans les moments de repos, et n'éprouve aucun inconvénient, s'il fait du tabac un usage modéré. Mais s'il passe des heures entières en voiture, par tous les temps, et sur tous les chemins, il oublie les plus sages précautions, et les cigares se succèdent sans qu'il pense aux conséquences de cette imprudence.

M. X... ne tarde pas à s'en repentir : le lendemain, inappétence, bouche sèche, nausées, impossibilité de déjeuner. A dîner, il n'a pas de salive, mais, en place, il boit beaucoup pour faciliter la déglutition. La dyspepsie gastralgique n'est pas loin.

20 minutes après le repas, la douleur se fait vivement sentir au niveau de l'estomac et de la région duodénale. Elle dure au moins 3 heures. Avec elle, ballonnements, renvois aigres, pyrosis, douleur sous l'omoplate gauche, palpitations. Puis viennent des eaux claires insipides, et un état cérébral tel, que M. X... se laisserait aller au sommeil, s'il ne secouait un mal qu'il n'a pas su prévenir ; irritabilité du caractère pendant le temps de la crise. Tout se termine par une pneumatose intestinale, qui se prolonge souvent jusqu'au milieu de la nuit.

A ces malaises, je n'avais à opposer autrefois que la seule suspension du tabac pendant 2 ou 3 jours ; et l'ordre se rétablissait jusqu'à une prochaine récidive. Aujourd'hui, j'ai en plus la maltine à ma disposition. Cette substance agit sur M. X... avec une régularité mathématique.

Lorsqu'il prévoit les accidents, il prend 3 fois par jour une dose de sucre de maltine composé, et, **20** minutes après, les symptômes commencent à paraître, pour se dissiper en quelques instants. Ce malade passe rarement une semaine sans s'administrer quelques pastilles de maltine.

L'usage et même l'abus de la maltine n'offre aucun inconvénient ; ce n'est pas un de ces alcaloïdes végétaux, dont la puissance toxique m'effraye toujours, lorsque je les manie, du reste, rarement dans la pratique médicale. La maltine, quand elle agit complétement, donne à l'estomac une sensation de bien-être et de faim prochaine, et elle régularise les selles. On rencontrera dans la clientèle une multitude de malades, qui seront dans les mêmes cas que celui dont je viens de relater l'observation, et auxquels on rendra un véritable service, en leur faisant connaître cette préparation aussi active qu'inoffensive.

2° Dans la même catégorie, je range les personnes qui sont devenues dyspeptiques par un excès d'excrétion salivaire provenant des nécessités de leur profession. MM. les ecclésiastiques, les instituteurs, les dames laïques ou religieuses adonnées au professorat, etc., digèrent en général avec difficulté. Ils parlent beaucoup et longtemps, et recommencent chaque jour à épuiser les ressources de leurs glandes salivaires. Ils subissent en plus la fâcheuse coïncidence du régime maigre plusieurs fois par semaine, et pendant la longue période de pénitence, qui précède les pâques. Ils viennent réclamer mes soins quand le mal est invétéré, et qu'ils ont surtout besoin de repos et de reconstituants. Ils avouent tous que les aliments maigres passent plus difficilement que les viandes; et que la dyspepsie est plus forte les vendredis que les autres jours.

Obs. XVII. — M. X..., vicaire dans une grande commune d'un canton voisin, 34 ans, est obligé de suppléer son curé infirme et vieux ; il fait à peu près tout : prônes , confessions , catéchismes, exercices religieux, etc. Pendant le carême, les travaux redoublent, le sacrifice est complet, et le régime fort peu tonique. Aussi est-il complétement épuisé à l'époque de la grande fête, qui clôt les temps de privation et de recueillement. Malgré un changement de régime et la diminution des fatigues, la persistance des mêmes causes entretient l'état d'atonie et de dépérissement. Il y a dyspepsie amylacée intense.

M. X... n'a pas faim le matin ; il ne déjeûne pas. A midi, il mange avec appétit, et boit beaucoup; il n'est pas sorti de table qu'il commence à souffrir, et à cracher des glaires fortement adhérentes à la gorge. Gonflement de l'estomac et du ventre, sensation de crispation et de torsion dans tout l'épigastre, provoquant une douleur aiguë entre les épaules, haleine acide, langue blanchâtre et picotée de rouge à la pointe, constipation, palpitations nerveuses à diverses heures de la journée; somnolence le jour, insomnie la nuit, migraines 2 et 3 fois par mois suivies de vomissements bilieux abondants, amaigrissement, et surexcitation nerveuse.

J'ai eu l'occasion, en 1867, de lui faire un résumé oral du travail que je publie aujourd'hui. Frappé de la logique de mes déductions, il vint à Roanne et, sans m'en prévenir, il se procura chez M. Gerbay, pharmacien, une petite quantité de poudre de maltine. Il répéta quelques-unes des digestions artificielles, dont je lui avais parlé, et finalement s'administra à lui-même des doses du médicament. Il en éprouva tant de bien que depuis cette époque il conserve chez lui une provision de maltine , dont il continue à faire usage suivant les besoins.

La dyspepsie n'a pas entièrement disparu, parce que les causes n'ont pas cessé; mais le malade a repris sa gaieté, son embonpoint et la régularité des évacuations alvines. La plupart des symptômes sympathiques se sont dissipés, il reste une digestion difficile, mais fort supportable.

Obs. XVIII.—M. X..., instituteur dans une petite commune du canton de Saint-Haon-le-Châtel, 29 ans, vint me consulter le 27 août 1866. Il se croyait poitrinaire : je le trouvai, en effet, pâle,

amaigri et sujet à une petite toux d'irritation qui
ne laissait.pas que de m'inspirer des inquiétudes.
Il crachait sans cesse de la salive, dont il étudiait
sur son mouchoir les moindres grumeaux, croyant
y découvrir des débris du tissu pulmonaire.

Il m'apprit que, pendant les vacances, sa santé
se rétablissait, pour s'altérer de nouveau, aussitôt qu'il reprenait ses leçons.

Malgré l'absence des signes physiques, je n'é-
tais pas rassuré. (Lait bourru, tisane de lichen, huile de
foie de morue, flanelle, repos.) Le malade n'ajoutait
aucune importance aux malaises dyspeptiques
qu'il éprouvait chaque jour. Moi-même je regar-
dais cet état comme secondaire, et lié à une
cause générale plus sérieuse, qui réclamait mes
premiers soins.

15 janvier.1867, je revis le malade. Pendant
les vacances il s'était réellement mieux rétabli
que les années précédentes. Mais, aussitôt qu'il
avait repris ses travaux, il était retombé dans un
état sinon plus grave, du moins plus désespérant :
l'illusion s'était évanouie. La poitrine cependant
était saine comme au premier jour.

Je soupçonnai la dyspepsie d'être le point de
départ et la cause de tout le mal, et j'en vins à diagnostiquer une dyspepsie amylacée, entretenue
par l'excès d'excrétion salivaire, dans une classe
de petits paysans, peu disposés à l'étude. Je pres-

crivis un traitement tout différent. (Farine de panure à la maltine, pastilles de maltine trois fois par jour, tisane de houblon, café de glands doux, régime gras aussi souvent que possible.) Je conseillai de plus à ce pauvre instituteur, fort peu rémunéré, d'abandonner une profession aussi ingrate, et de retourner dans son pays.

Je l'avais oublié, lorsqu'il vint me rendre visite dans le milieu de l'hiver 1868, je ne le reconnus pas, tant il était changé à son avantage. Il me raconta que mon traitement le soulageait beaucoup pendant tout le temps qu'il le suivait; mais la dyspepsie revenait dès qu'il le cessait. Après avoir recommencé jusqu'à trois fois la médication prescrite, toujours avec le même succès et les mêmes récidives, il se lassa de ce danger suspendu en permanence sur lui, donna sa démission, et se retira dans son pays, pour se livrer au commerce. Il y était depuis 6 mois, le mal avait cessé. Il s'est marié depuis, et sa santé n'a plus été éprouvée.

Obs. XIX. — Madame Z..., sœur Saint-Joseph, 26 ans, institutrice. Elles sont ensemble trois religieuses, dont la supérieure toujours souffrante, une sœur chargée des travaux du ménage, et notre malade sur laquelle retombe tout le poids des classes.

J'avais vu cette jeune Sœur, fraîche et grasse,

lorsqu'il y a 6 ou 8 ans, elle commençait sa vie de dévouement et de sacrifice. Aujourd'hui, 14 juillet 1867, elle n'est plus que l'ombre d'elle-même; maigre, pâle, anémique, elle ne peut plus rien digérer, et vomit tout ce qu'elle prend, après une gastralgie prolongée et des névralgies sympathiques les plus variées. Les fonctions menstruelles s'accomplissent assez régulièrement. Chaque matin la Sœur se lève plus lasse que la veille; le sommeil est agité, et elle lutte contre l'accablement par l'énergie de son dévouement à sa mission de charité.

Depuis 3 mois, il est survenu une toussoterie sans expectoration, et la petite communauté s'est effrayée de cette complication. Je dois dire que ces craintes se réalisent trop souvent. Les religieuses enseignantes sont malheureusement des victimes préférées de la phthisie. On ne saurait s'imaginer le nombre de ces femmes dévouées, que l'excès du travail, la pauvreté et l'observation rigoureuse des règlements, conduisent fatalement à la tuberculisation. (Huile de Péarson, sirop de Laroze, fer réduit, eau ferrée, vin de Bugeaud, diminution de moitié dans les heures de travail.)

On put suivre cette prescription, parce que pendant l'été, dans nos campagnes, les petites filles sont en général gardées par leurs parents pour les travaux des champs.

7 août. La malade a repris des forces et des couleurs, elle ne tousse plus, et une partie de ses névralgies a disparu. Elle vomit moins. (Pilules asiatiques, décoction aqueuse de quinquina, pastilles de maltine, repos absolu pendant les vacances.)

Je n'ai pas revu la malade, mais j'ai su qu'elle avait suivi son traitement, qu'on l'avait gardée à la maison mère, et que les vomissements s'étaient arrêtés. Cette Sœur a repris une apparence plus robuste, elle digère bien ; mais on craint avec raison que l'exercice de l'enseignement fasse renaître la maladie.

Dans ces 4 dernières observations, le changement de vie a été la meilleure médication de la dyspepsie, mais on ne peut pas nier que la maltine ait aidé puissamment au régime.

DYSPEPSIES AMYLACÉES PITUITEUSES.

Dans la même catégorie des dyspepsies, nous rangeons celles qui ont été appelées pituiteuses. A l'exemple des anciens, et surtout de Cullen et de Bosquillon, M. Guipon en a fait une espèce spéciale par ses symptômes et même son traitement.

Je suis loin de partager cette opinion. Dans presque toutes les mauvaises digestions, il se produit une expuition d'eau muqueuse ou filante. Sous l'influence de certaines causes, ces eaux deviennent plus abondantes et plus difficiles à expectorer ; ce n'est pas une raison pour y voir une origine différente et les caractères d'une nouvelle maladie. Le tube digestif lutte violemment, et la pituite n'est que la traduction de ces efforts conservateurs. En un mot, la dyspepsie compliquée de pituite est une dyspepsie amylacée plus particulièrement accompagnée de vomissements glaireux.

On doit savoir gré à M. Guipon d'avoir remis en lumière cette forme de maladie, peut-être trop oubliée de nos jours ; mais cette résurrection n'a pas pour moi la même importance pratique que celle de M. Nonat par exemple, lorsqu'il a osé revenir aux idées de Broussais, et tracer le tableau de la dyspepsie irritative. Notre génération médicale est élevée dans l'horreur de la gastrite ; tout ce qui la rappelle, de près ou de loin, est immédiatement condamné sans retour. Et cependant on rencontre quelquefois de ces dyspepsies rebelles à tous les médicaments, qui cèdent à une demi-diète, aux émollients, aux sangsues et aux révulsifs. Ce sont les dyspepsies irritatives.

Je ne leur ai pas donné une place dans ma classification, parce qu'elles sont déterminées par une légère inflammation de l'estomac, cause générale, que j'ai mise dès le début en dehors du cadre de mes études ; il y a gastrite et non dyspepsie. Quoi qu'il en soit, elles existent ; j'en ai observé, et je profite de cette occasion pour appuyer de ma pratique la doctrine de M. Nonat.

Revenons aux dyspepsies pituiteuses. Elles surviennent principalement chez les vieillards qui mangent trop, ou chez les buveurs qui ont l'habitude de fumer. Cette dernière circonstance n'est pas indispensable. Elles se traduisent par tous les symptômes de la dyspepsie amylacée, et par des vomissements de glaires, dont la quantité est très-variable ; la pituite est simplement dans ce cas un accident de plus. Parmi les malades, les uns la vomissent après les repas, et d'autres au milieu de la nuit ; le plus grand nombre, le matin au réveil. Tous enfin ont besoin de changer de régime, de prendre des purgations, des toniques et des médicaments antidyspeptiques.

Quelles que soient la cause et les manifestations de la maladie, elle se présente sous deux formes bien distinctes :

1° La pituite salivaire ;

2° La pituite gastrique.

A l'examen du malade, il est difficile de reconnaître ces deux variétés. Pour préciser le diagnostic, et établir un traitement efficace, on est obligé de tâter les organes par deux médications différentes, que je vais exposer.

J'ai supposé que la pituite salivaire était due à

une insuffisance ou à une altération de la salive,
et que la pituite gastrique était occasionnée par
une sursécrétion de l'acide de l'estomac. On triomphe de la première par la maltine et les alcalins;
et de la seconde, par les absorbants, et les substances anti-acides.

Obs. XX.—M. X..., négociant, 37 ans, robuste,
gros et pléthorique, fume beaucoup. Il s'est habitué
à prendre dans la matinée, et avant les repas, plusieurs verres de bitter, absinthe ou vermouth ;
dans la soirée il boit de la bière, et pendant la
veillée il en boit jusqu'à son coucher. Il souffre
d'une dyspepsie, qui n'est pas compliquée de gastralgie. Renvois, acidités, pesanteurs épigastri-
ques prolongées, gonflements abdominaux, gaz
intestinaux, oppressions et migraines fréquentes.

Au réveil M. X... doit subir régulièrement une
crise longue et fatigante de toux quinteuse et d'expectoration pituiteuse. Pendant ce temps la face se
congestionne vivement, et les efforts provoquent vers
les tempes une douleur, qui se dissipe lentement.
Au bout de 25 ou 30 minutes, la pituite est enfin
évacuée, le calme se rétablit peu à peu, et le malade reprend son genre de vie des jours précédents.

Il y a quelques mois, M. X... vint me faire
part de ses souffrances, et me prier de l'en débarrasser. Je lui conseillai aussitôt de changer de

régime, de moins fumer, de supprimer les boissons alcooliques entre les repas, et de prendre
dans la quinzaine 2 purgations à l'élixir antiglai-
reux de Guillié. Le malade suivit tant bien que
mal mes prescriptions; mais au bout du mois la
pituite n'avait pas disparu, et la dyspepsie durait
toujours. J'ajoutai à son traitement l'usage de
2 ou 3 pastilles de maltine après tous les repas.
Quelques jours après, bien que le régime ne fût
pas scrupuleusement observé, M. X... n'éprouva
plus la crise pituiteuse du matin, et vit se dissiper
la plupart des symptômes pénibles de sa maladie.

Je dois avouer qu'il n'a pas pu se sevrer de ses
mauvaises habitudes; mais qu'il éprouve un soulagement considérable, quand il se modère un
peu, se purge de temps en temps, et fait un usage
journalier des pastilles de maltine.

Voilà un exemple de ce que j'appelle la pituite
salivaire. La maltine ne la guérit pas, si la cause
persiste, mais elle la soulage toujours, pour peu
que le malade veuille diminuer ses excès.

Je vais donner à présent une observation de pituite gastrique, pour en bien faire saisir la différence pratique.

Obs. XXI. — M. X..., négociant, 41 ans, tempérament lymphatique, constitution assez robuste, fume peu, ne fait pas d'excès alcooliques,
n'a jamais eu de maladies sérieuses.

Depuis deux années, il est atteint de dyspepsie ; et, l'an passé, j'ai craint pour lui un engorgement du foie ou des coliques hépatiques, bien que les recherches les plus attentives ne m'aient pas fait découvrir de lésions locales. Une demi-saison à Vichy dissipa tous les accidents.

M. X... mange très-vite, et avale tout rond ; il est dérangé dix fois pendant chaque repas, pour lesquels il n'a pas d'heures régulières. Il travaille beaucoup, et fait passer les soins de sa santé après ceux de ses affaires.

17 octobre 1868. Les jours maigres sont pour lui des jours de souffrances *prévues ;* aussi vit-il presque exclusivement d'aliments azotés. Malgré cela, peu de temps après ses repas, il est pris d'aigreurs, de renvois, de douleurs au niveau de l'hypochondre droit ; de névralgie intercostale, s'irradiant jusqu'à l'épaule gauche ; de céphalalgie avec frissons légers, et d'une mauvaise humeur irrésistible. Deux heures après le dîner, surviennent des eaux claires, des vomituritions de glaires, puis un véritable vomissement de pituite acide, dont le malade évalue la quantité à près d'une verrée.

Pendant la nuit, le sommeil est inquiété par des rêves désagréables ; le malade se réveille vers 1 heure ou 2 du matin ; et vomit une seconde fois un plein verre de cette pituite acétique, filante et claire. Le reste de la nuit se passe sans complication , et M. X... se lève sans éprouver de nouveaux malaises.

J'ai ordonné sans succès la maltine et les purgatifs. L'eau de Vichy seule a procuré un soulagement immédiat, et tout a disparu à peu près, lorsque j'y ai ajouté l'usage après tous les repas d'un mélange de

Sous-nitrate de bismuth........
Magnésie calcinée............ ..... ãã q. é.
Poudre d'yeux d'écrevisses.....

Aujourd'hui, 25 décembre, le malade ne souffre plus, à la condition de continuer le traitement, parce qu'il ne peut pas modifier son régime.

Voilà deux dyspepsies à peu près semblables par leurs symptômes, et différentes par leur traitement. J'en ai observé d'autres dans des conditions variables de régime ou d'habitudes vicieuses. Le tabac et les excès alcooliques ne paraissent pas influencer beaucoup la nature de la médication.

Je crois être vrai en attribuant cette différence à l'origine de la dyspepsie, qui proviendrait, dans un cas, de la salive, et dans l'autre du suc gastrique. Dans le premier cas, la maltine est toute puissante ; et, dans le second, elle est complètement inefficace ; c'est alors que l'on doit demander la guérison au sous-nitrate de bismuth, à la craie préparée, au charbon de Belloc, etc., et surtout à l'eau de Vichy. Je soupçonne bien un peu la diathèse goutteuse de dominer la question, mais je n'en suis pas assez certain, pour l'affirmer aujourd'hui.

E. IRRÉGULARITÉ DES HEURES DES REPAS.

C'est une des plus puissantes causes de dyspepsie. Nous rencontrons chaque jour des personnes pressées par les exigences de leur profession, ou par les besoins impérieux de la vie matérielle. Or les maladies de l'estomac suivent une progression ascendante, directement proportionnelle au développement de l'industrie et de la fortune publique. L'homme a un attrait irrésistible pour le bien-être, et sacrifie même sa santé pour y parvenir; l'irrégularité des repas est la conséquence obligée de cette ardeur au travail et de cette soif de richesses.

Parmi ces gens fatalement voués à la dyspepsie, quelques-uns sont plus à plaindre, parce qu'ils ont des occupations qu'ils ne peuvent pas diriger à leur gré, et qu'ils doivent malgré eux subir la loi de l'irrégularité.

Dans tous les cas, l'organisme s'habitue difficilement à des repas, tantôt copieux, tantôt insuffisants, pris à toutes les heures du jour et de la nuit, sans tenir compte de la régularité normalement intermittente du fonctionnement des viscères. Les sécrétions salivaires sont impressionnées les premières et rapidement viciées : la dyspepsie amylacée est prochaine, et la maltine devient un remède immédiatement efficace ; je choisis, pour le prouver, deux exemples bien appropriés à cette démonstration.

Obs. XXII. — Dans le courant de l'été 1868, j'ai rencontré un officier de santé, exerçant la médecine dans des contrées pauvres et montagneuses. Nous parlâmes des difficultés de la profession, et des maladies qui en sont trop souvent la conséquence. J'insistais sur les dangers de l'irrégularité des repas ; et à ce propos, j'exposais brièvement mes opinions sur la dyspepsie amylacée, et son traitement par la maltine. Alors M. X... me raconta qu'il était sujet à une gastralgie toute particulière, entretenue sans contredit par l'irrégularité des repas, qui s'aggravait chaque fois que la cause exerçait davantage son influence pernicieuse.

45 ou 48 ans, apparence de santé ; tempérament sanguin. Digestion laborieuse, $^1/_2$ heure à $^3/_4$ d'heure après le repas du milieu du jour ; pesanteur épigastrique, douleur au niveau de l'hypochondre gauche ; congestion de la face, légère cephalalgie, renvois, gaz intestinaux, constipation, hémorrhoïdes non fluentes ; etc. Cet état dure 3 ou 4 heures.

Le matin à jeun, et le soir, 4 ou 5 heures après le dîner, M. X... ne se sent pas marcher, il éprouve une sensation de légèreté incroyable ; ses pas sont mal assurés ; il chancelle, et sa tête semble vide. Quelquefois ses yeux s'embrouillent et représentent les objets, comme s'ils étaient vus à travers un prisme agité d'un mouvement rapide. Cet état de vertige se dissipe après un bon repas. Les féculents digèrent moins bien que les viandes. Je diagnostiquai une dyspepsie amylacée essentielle. La maltine devait en triompher.

J'ai eu des nouvelles de ce médecin au commencement de décembre 1868, il s'est procuré des pastilles de maltine, en a fait usage chaque jour, et les vertiges se sont entièrement dissipés. L'irrégularité de sa vie est toujours la même ; la dyspepsie dure encore, puisque la cause n'a pas cessé ; mais les symptômes inquiétants de vertige ont disparu.

Obs. XXIII. — M. X..., mécanicien au chemin de fer, 39 ans, santé robuste, est obligé comme tous ses collègues à un service régulier de 48 heures, qu'il passe loin de chez lui. Il emporte des vivres sur la machine, et mange lorsqu'il saisit au vol quelques moments de loisir. Il se nourrit bien, mais il prend ses repas à toutes heures, et à la hâte. Il digère très-mal lorsqu'il est en route, et ne souffre pas pendant le temps de repos qu'il passe chez lui.

La dyspepsie de ce mécanicien affecte la forme boulimique, compliquée d'aigreurs, de flatulence et de gastralgie. A 11 heures du matin, lorsqu'il est sur sa machine et qu'il ne peut pas satisfaire les besoins de l'estomac, il est pris d'un resserrement douloureux de cet organe, d'une véritable crampe aiguë qui lui donne la sensation d'une torsion épigastrique déchirante, et qu'il appelle sa fringale. Il attribue ce symptôme boulimique aux vapeurs empyreumatiques qu'il respire, et qu'il croit empoisonnées. Il a même répété devant moi une expérience, à laquelle il ajoute une grande importance, et qui consiste à verser un peu d'huile de graissage sur des débris d'agglomérés ; la couleur cuivrée, qui se forme, lui a fait supposer que ce charbon renfermait des substances vénéneuses.

Ce n'est pas une explication vraie de ses souffrances. L'irrégularité des repas chez cet homme vigoureux, doué d'un robuste appétit, est la seule cause du mal. Il lui arrive dans d'autres circonstances, surtout après ses repas, d'avoir des inquiétudes dans les jambes, un besoin tyrannique de s'étirer les membres inférieurs, et de changer de place. Il éprouve encore des battements dans tout le corps, au front et au dos principalement. Ce sont tous des symptômes nerveux et secondaires de la dyspepsie, qui disparaissent pendant le temps que le malade reste, chez lui, à manger à heures fixes, et à se reposer de ses fatigues.

Je l'ai engagé à prendre 3 pastilles de maltine, après tous ses repas sur la machine, et à ne boire que du vin vieux. Depuis cette époque, la fringale et les malaises nerveux n'ont plus reparu ; notre homme est toujours un peu dyspeptique, parce que son genre de vie est trop irrégulier, mais il se trouve si heureux de cette grande amélioration, qu'il n'en désire pas davantage, et continue avec soin son traitement.

Ce ne sont pas là des exemples de guérison complète, je suis le premier à le constater. Comme je tiens à bien déterminer tout le parti qu'on peut tirer de la maltine, je les donne tels quels, pour en préciser les indications, ne pas en exagérer l'efficacité, et assurer la pratique des confrères, qui voudront employer ce médicament d'après mes conseils.

CHAPITRE VIII

TRAITEMENT DES DYSPEPSIES AMYLACÉES (SUITE).

A. *Dyspepsie cholériforme des enfants.* — L'enfant, à sa naissance, doit vivre exclusivement de lait de nourrice. — Diverses causes d'altérations du lait de nourrice. — Élevage au biberon, à la bouillie. — Précautions à prendre pour le sevrage. — Périodes de dentition. — Traitement du choléra infantilis : — 1° Lait d'une bonne nourrice ; — 2° Pulpe de viande crue ; — 3° Farine de maltine.

B. *Dyspepsies amylacées dissimulées :* — Obs. XXIV. Simulation de congestions cérébrales ; — Obs. XXV. Pertes séminales, crainte de phthisie pulmonaire ; — Obs. XXVI. Troubles effrayants du cœur ; — Obs. XXVII. Accidents névrosthéniques extrêmement graves ; — Obs. XXVIII. Couperose de la face ; — Obs. XXIX. Fièvre intermittente nerveuse datant de 15 mois.

C. *Considérations générales sur la dyspepsie amylacée.* — Cette dyspepsie est presque toujours essentielle. — Action de la maltine sur des complications diabétiques, goutteuses et hémorrhoïdales.

A. DYSPEPSIE CHOLÉRIFORME DES ENFANTS.

Je place ici la dyspepsie grave des enfants à la mamelle ou au sevrage. J'ai résolu d'en faire une étude spéciale à cause de son importance, et de l'obscurité qui paraît encore régner sur son origine, ses causes et son traitement.

L'observation VIII fait déjà entrevoir ma manière d'envisager cette terrible maladie; mais je crois utile de donner plus de développement à mes idées.

L'enfant naît pour vivre exclusivement de lait, pendant les 8 ou 10 premiers mois. Durant tout ce laps de temps, il n'a pas de dents, et ne sécrète pas de salive. Le liquide filant, qui s'écoule de sa bouche, ne possède aucune action dissolvante sur les fécules, et les gencives nues sont impropres à la mastication. Par contre, le suc gastrique est sécrété avec une extrême abondance, et rien n'entrave les fonctions de l'estomac. La puissance vitale ne rencontre point d'obstacles; et la vie animale seule domine dans ce frêle organisme, au plus grand profit de la conservation de l'espèce.

C'est en effet de l'estomac des jeunes mammifères, qu'on extrait la pepsine; c'est là qu'on la rencontre en grande quantité, pour l'isoler industriellement. En un mot, le suc gastrique est tout chez l'enfant, la salive n'est rien; par conséquent, l'enfant doit vivre de lait ou de liquides analogues, tant que la nature ne lui fournit pas la salive ptyalique et les dents. S'il digère mal, c'est qu'on donne à ses organes ou bien un lait altéré, ou bien des substances féculentes, qu'il ne peut pas s'assimiler. Le choléra infantilis est donc une dyspepsie essentielle, protéique dans un cas, et amylacée dans l'autre.

Telle est pour moi l'interprétation véritable
des causes, et la base physiologique du traitement
de la dyspepsie cholériforme des enfants. Cette
apparente simplicité cache une grande diversité
de détails. Je vais les esquisser rapidement, parce
qu'il est indispensable d'étudier cette question
sous toutes ses faces.

Le lait de nourrice doit être l'unique nourriture de l'enfant, pendant les 8 ou 10 premiers
mois de sa vie ; s'il est altéré dans sa nature, il
devient immédiatement indigeste, et peut provoquer la dyspepsie grave.

Cette altération se produit dans bien des circonstances ; il est souvent difficile de l'apprécier
physiquement ; on la reconnaît toujours à l'intolérance de l'estomac.

La femme peut être incapable de fournir de bon
lait, malgré son ardent désir de remplir jusqu'au
bout les devoirs de la maternité ; chez elle, la sécrétion lactée se tarit dès la première semaine, ou
ne produit qu'un liquide séreux, blanc bleuâtre,
ne graissant pas le verre. D'autres fois, la nourrice est enceinte sans s'en douter, et poursuit,
malgré le nourrisson, un allaitement désormais
impossible. Certaines femmes voient leurs règles
pendant qu'elles donnent le sein ; c'est encore une
condition déplorable. Enfin, les émotions vives et
les passions violentes font aisément *tourner* le lait,

en diminuent la quantité, et en altèrent la qualité.

D'un autre côté, bien des enfants sont élevés artificiellement au biberon. Ils boivent du lait de vache, de chèvre ou d'ânesse. Malgré toutes les précautions, cet aliment n'est pas complétement apte à être digéré, car il ne renferme pas les mêmes sels minéraux, et il est plus lourd et moins sucré que celui de la mère. Vainement on le coupe aux trois quarts, au tiers, à la moitié, avec des infusions d'orge, de riz, de mauve, de pensées sauvages, suivant les besoins ; la moindre cause rend la digestion laborieuse, détermine des coliques, des vomissements, de la diarrhée, et peut devenir le point de départ de la dyspepsie choleriforme.

Un troisième genre d'alimentation, le plus vicieux de tous, est celui qui consiste à donner de la bouillie et des féculents. Je sais bien que les liquides de l'estomac et de l'intestin parviennent à suppléer à la salive absente, et qu'un grand nombre d'enfants peuvent échapper au danger de cette pernicieuse alimentation. Il n'en est pas moins vrai que c'est dans cette classe d'enfants à la mamelle, qu'on observe la plus effrayante mortalité.

Or, remarquons encore que cette mortalité est bien plus grande en ville qu'à la campagne. J'attribue cette différence à l'habitude qu'ont les paysannes de donner à l'enfant de la soupe ou des aliments de la table commune, préalablement mâchés et imprégnés de salive. Elles remplacent instinctivement un principe digestif précieux, qui ne se sécrète pas chez l'enfant, et aident à sa digestion, en introduisant dans son estomac une diastase salivaire, qu'elles puisent dans leurs propres glandes parotidiennes.

Ces trois genres d'alimentation sont en général employés simultanément, deux à deux, et même trois à trois. Quoi qu'on fasse, ils sont excessivement vicieux ; et je passe cependant bien des détails secondaires, comme celui de faire bouillir le lait, avant de présenter le biberon afin de le rendre plus léger et plus digeste. Par cette coction, on prévient son altération, c'est possible, mais on le rend bien moins assimilable ; l'ébullition coagule l'albumine naturelle du lait, et chacun sait que, dans cet état, cette substance est plus rebelle à l'action des dissolvants. Un autre danger dans ce système d'allaitement artificiel, c'est l'entretien des biberons ; si on ignore qu'il est urgent de nettoyer chaque fois tout l'appareil des glaires acides et des liquides buccaux de l'enfant, le lait tourne à l'aigre malgré tous les soins, et provoque les coliques et la diarrhée.

J'avoue qu'il est rare de rencontrer un allaitement parfait, et que cependant tous les enfants, parmi ceux qui sont les plus mal soignés, ne succombent pas à ce mauvais régime. Leur puissante vitalité les sauve, et ils atteignent sans trop d'encombres l'âge où ils sont à l'abri du danger. Mais combien de victimes pour ces quelques heureux survivants!

C'est l'époque du sevrage qui devient le moment le plus difficile à traverser, surtout pendant les grandes chaleurs de l'été et les diverses périodes de la dentition. *Ne sevrez jamais en été.* Que ce soit au printemps ou à l'automne ; et, malgré ces précautions, surveillez attentivement l'évolution dentaire.

Les périodes de la dentition ne sont pas absolument régulières ; néanmoins, elles affectent un mode d'évolution presque normal. *L'enfant ne doit être sevré que lorsqu'il a fait* 2, 6, 12 *ou* 16 *dents.* Ceci est sacramentel, disait Trousseau, et voici pourquoi. Les dents naissent par groupe ; et un groupe ne succède à un autre qu'après un intervalle de temps plus ou moins long.

1er groupe. — 2 incisives inférieures médianes, à 7 ou 9 mois. Intervalle de repos de 1 à 2 mois.

2e groupe. — 4 incisives supérieures, séparées entre elles de 10 jours à 1 mois. Intervalle de repos de 6 semaines à 2 mois. L'enfant a 1 an à cette époque.

3e groupe. — 6 dents : 4 premières molaires, 2 incisives latérales inférieures. Ces dernières se montrent le plus ordinairement après la 2e ou 3e molaire. Ces 6 dents mettent 6 semaines à 2 mois pour sortir ; alors il y a 12 dents, et une perspective de 2 à 3 mois de repos.

4ᵉ groupe. — 4 canines du 17ᵉ au 20ᵉ mois. Période difficile. L'enfant a 16 dents, près de 2 ans, et un intervalle de 6 à 8 mois de repos.

5ᵉ groupe. — 4 dernières molaires ; ce qui complète le nombre de 20 dents.

Durant le cours de chacune de ces évolutions dentaires, l'enfant est pris de malaises, de salivation, coliques, toux, vomissement, diarrhée. Pour peu qu'avec cela le régime soit mauvais, l'état général s'aggrave rapidement, et on voit apparaître la colite, la lienterie et le choléra infantilis.

En résumé, il est au moins très-imprudent de sevrer en pleine période de dentition : on doit généralement attendre l'apparition de la sixième, douzième ou seizième dent.

J'ai insisté sur ces causes de dyspepsie graves de la première enfance, parce qu'il faut, de toute nécessité, les bien connaître, pour les bien combattre. L'immense mortalité, qui règne sur les enfants en bas âge, peut se porter en grande partie au compte de la diarrhée cholériforme. Aussi devons-nous applaudir énergiquement aux efforts philanthropiques prodigieux, que font les princes de la science, les puissants du jour et les dames charitables du grand monde, pour lutter contre un fléau, dont le progrès envahisseur se compte chaque année par un plus grand nombre de victimes.

Traitement. — Dans cette dyspepsie choléri-forme, le régime est tout, et le traitement médical reste sur le second plan. Quand nous aurons signalé l'usage répété du sel de Seignette à la dose de 4 à 6 grammes dans du lait, tous les trois jours ; le lait de chaux, le bicarbonate de soude, les carbonates de chaux et de magnésie, le sous-nitrate de bismuth, etc. ; quand nous aurons indiqué la pratique des Américains, qui incisent les gencives pour favoriser l'issue des dents, nous serons à bout de notre thérapeutique, et le mal ira s'aggravant, jusqu'à la terminaison fatale. Il est bon d'employer ces divers remèdes, comme adjuvants, mais on ne doit pas compter sur eux d'une manière absolue.

Or, voici comment j'entends le traitement de cette maladie. L'enfant étant né pour vivre de lait pendant plusieurs mois, son estomac sécrète une abondante quantité de suc gastrique pour remplir cette indication. D'autre part, l'enfant, n'ayant pas de salive ptyalique, ne peut pas manger impunément des féculents et des bouillies, tout est là.

Aussi, quelle que soit la cause de la dyspepsie cholériforme, je ne connais que trois moyens actifs pour la combattre, qui sont par ordre de mérite :

1° le lait d'une bonne nourrice ;
2° la pulpe de viande crue ;
3° la farine de maltine.

1° Le *lait d'une bonne nourrice* est le seul vrai traitement. J'ai vu bien des enfants arrivés à la porte du tombeau, qu'on a réellement ressuscités, en leur faisant tomber du sein dans la bouche quelques gouttes de bon lait.

Ranimés par cet aliment bienfaisant, ils revenaient lentement à la vie jusqu'à ce qu'ils fussent assez forts pour prendre le mamelon, et teter sans autres secours. C'est là un remède souverain devant l'efficacité duquel tous les autres pâlissent. Malheureusement il n'est pas toujours facile de se le procurer, parce qu'on n'a pas, à heure dite sous la main, une excellente nourrice. Aussi bien, un enfant de 4 mois environ ne prend pas facilement le sein d'une femme inconnue; et enfin, lorsqu'il est plus vieux, et qu'il n'a pas l'habitude de l'allaitement naturel, il repousse énergiquement cette planche de salut.

Rien ne peut remplacer le bon lait maternel ; mais quand on ne peut pas s'en procurer, il n'y a que le suc de viande crue qui puisse être employé à sa place.

2° Le *suc de viande crue* possède à peu près la même composition chimique que le lait; il en diffère seulement par la proportion relative des divers éléments qui le composent. Et, de même que tous les laits ne sont pas facilement assimilables par l'estomac des enfants, de même le suc de viande demande, pour être bien digéré, des soins exceptionnels de préparation.

Quand l'enfant est âgé de 8 à 12 mois, on peut lui faire prendre directement de la pulpe de viande crue sucrée ; c'est à coup sûr le meilleur procédé. Ce médicament est une nourriture qui enraye promptement le mal, soutient l'organisme, et donne le temps de revenir à un meilleur régime. Mais je veux aller plus loin, et exposer une méthode complète d'élevage par ce système.

M. le docteur Bonnefoy, de Roanne, a bien voulu me faire part des résultats qu'il a obtenus par cette alimentation, et m'autoriser à les signaler dans ce travail. Lorsqu'il a à soigner un enfant, qui souffre de sa nourriture, et qui est menacé de dyspepsie grave, il lui ordonne, s'il n'est pas possible de se procurer une bonne nourrice, de prendre du beaf-thea ou thé de bœuf, coupé de lait. On renferme ce mélange liquide dans le biberon et on le fait teter exclusivement à tout autre liquide alimentaire.

Le thé de bœuf se prépare en hachant extrêmement menu la viande de cuisse de bœuf crue ; on a bien soin d'en enlever préalablement toute la graisse et les parties tendineuses. Lorsque le hachis est préparé, on le jette dans son poids d'eau bouillante, et on l'y laisse infuser 20 minutes en vase clos. On passe ensuite sur un linge fin, on presse vivement, et le bouillon est prêt à être employé; il n'y a qu'à le saler ou sucrer à volonté, et à l'étendre de lait de vache en quantité plus ou moins grande, suivant l'âge de l'enfant.

Cette méthode présente beaucoup d'avantages surtout comme alimentation d'enfants non malades : le nourrisson accepte parfaitement le biberon, s'y habitue vite, digère fort bien ce mélange, et en profite à vue d'œil.

Le docteur Bonnefoy l'a fréquemment conseillé pour des enfants à la mamelle. Je connais moi-même trois cas de choléra infantilis, guéris par cette médication. Toutefois, je lui ferai une légère critique : c'est de coaguler l'albumine, et de modifier considérablement la valeur du suc de viande crue, en le portant à 100 degrés. Elle a échoué dans bien des dyspepsies graves pour ce seul motif; mais il faut reconnaître qu'elle a fait faire un grand pas à l'éducation des enfants du premier âge.

J'ai modifié, très-heureusement, je l'espère, la même méthode hygiénique et thérapeutique : au lieu de préparer le thé de bœuf avec de l'eau à 100 degrés, je plonge le hachis dans de l'eau à 50 degrés, et je maintiens le mélange à cette température, pendant une heure. Je filtre, passe et mêle de lait : ce liquide est moins clair et moins limpide que le précédent, mais il contient tous les éléments du suc de la viande crue ; c'est aussi un puissant aliment, qui devient un médicament efficace dans les cas graves. J'en ai obtenu à plusieurs reprises des effets fort remarquables.

Un autre procédé, que m'a enseigné M. le docteur Tessier, de Lyon, consiste à faire à la râpe de la pulpe de viande crue, et à la jeter tout simplement dans du bouillon à 50 degrés. C'est une véritable semouille à la viande, qu'on peut introduire également dans le biberon, mêlée de lait.

Ces diverses préparations, qui ont pour base la viande crue, conviennent à l'estomac de l'enfant, parce qu'elles sont analogues au lait et très-bien assimilables par cet organe. Il s'agit cependant de tâtonner, pour apprendre comment elles sont le plus digestives : on varie la quantité de lait suivant les cas, quelquefois même on le supprime entièrement. D'autres fois, on étend le liquide de plus ou moins d'eau, etc., tous détails que la nourrice apprécie vite, et qu'on ne peut pas exposer théoriquement, sous forme de règle absolue.

Cette méthode est fort bonne ; malheureusement, elle présente des inconvénients qui la rendent parfois peu praticable. Elle n'est pas à la portée de toutes les bourses ; et, en second lieu, on ne peut pas, chaque jour, et dans tous les pays, se procurer de la viande de bœuf choisie. C'est pour cela que j'ai essayé de tourner la difficulté, en employant des substances amylacées, rendues artificiellement digestives pour l'estomac des petits enfants.

3° La *farine composée à la maltine* remplit aussi bien que possible le but que je m'étais proposé. Toutes les fécules n'étant pas aptes à cet usage, il s'agissait d'en choisir une qui sous un petit volume fût très-légère et très-nourrissante. La formule à laquelle je me suis arrêté paraît répondre à toutes les indications :

Panure porphyrisée et tamisée...	500 gr.
Fleur de riz............	500
Maltine...............	1
Bicarbonate de soude....	5

La panure ou pain blanc grillé est un excellent aliment pour les malades et les convalescents ; elle se compose de la fine fleur du froment. Le grillage qu'elle subit, convertit déjà en partie son amidon en dextrine ; et la maltine, à laquelle elle est associée, agit puissamment pour la dissolution du reste.

J'opère dans l'estomac de l'enfant une digestion artificielle en y introduisant un principe nouveau, pour remplacer la diastase salivaire absente. J'ai mêlé à la panure de la fleur de riz, et j'ai observé que ce mélange convenait parfaitement au nourrisson. Quant au bicarbonate de soude, il s'oppose très-heureusement à l'assescence ordinaire de ces jeunes estomacs.

Il possède un autre avantage, c'est de fournir à l'enfant un sel alcalin identique à celui que renferme le lait de la mère. M. Liebig a fait justement remarquer que le lait des animaux contenait un sel différent, le bicarbonate de potasse, qui ne doit pas évidemment être aussi bien toléré, puisqu'il n'a pas été prévu par la nature.

Cette farine, imitée de celle de Liebig, n'en a pas les inconvénients. Son goût est agréable, parce que j'ai supprimé la farine d'orge germée ; sa digestion est assurément plus facile, dès l'instant qu'on ne se sert pas de farine de froment en nature. En somme, la panure et la maltine semblent être, sous tous les rapports, une modification heureuse à introduire, lorsqu'on ne peut pas mieux faire, dans le régime des nouveau-nés. Je ne saurais trop appeler l'attention des médecins sur cette préparation.

Telle est la base de mon allaitement artificiel et de ma thérapeutique du choléra infantilis : *bon lait maternel avant tout ; à son défaut, suc de viande crue ; et enfin, si ces deux moyens sont impraticables, usage de la farine maltinée.*

Cette farine peut s'employer à l'état de potages

épais ou clairs, au gras ou au maigre, au sucre ou au sel, au lait ou à l'eau, pour les grands comme pour les petits malades. Pour en préparer un potage, on prend une bonne cuillerée à bouche de farine, 20 à 25 grammes, qu'on délaye préalablement dans un peu d'eau froide; puis on l'étend dans 200 grammes d'eau (une verrée), et on fait chauffer le tout lentement jusqu'à la température de 50 degrés, pendant un quart d'heure; autrement dit, il faut pouvoir endurer la chaleur sans fatigue, en introduisant le bout du petit doigt dans le mélange. Après un quart d'heure de cette température, on fait bouillir pendant 5 minutes, et le potage est prêt à être assaisonné.

Lorsqu'on veut l'administrer à un enfant à la mamelle par le biberon ou autrement, on opère de la même manière sur 200 grammes d'eau légèrement sucrée, mais seulement avec une cuillerée à café de farine de maltine, soit 10 à 12 grammes; et on coupe le mélange cuit de 50, 100 et 200 grammes de lait frais de vache non bouilli, suivant l'âge de l'enfant.

J'ai conseillé bien des fois cet allaitement artificiel, quand il était impossible d'en pratiquer un autre; les nourrissons l'ont toujours bien supporté. Je l'ai prescrit dans tous les cas de choléra infantilis, où je n'ai pu faire intervenir le bon lait de nourrice ou le suc de viande crue; et je ne crois pas qu'avec une autre médication, on soit parvenu à de plus beaux résultats. Je faisais alors usage simultanément de lait de chaux, des poudres terreuses, des purgatifs salins, ou des divers remèdes préconisés contre cette maladie. Mais ce n'a jamais été qu'à titre d'adjuvants, et pour obvier à des indications urgentes. J'ai observé que la crème de Quesneville, administrée par la bouche ou en lavements, était d'un bon secours, lorsque le mal avait été pris trop tardivement.

B. DYSPEPSIES AMYLACÉES DISSIMULÉES.

Je veux terminer cette étude des dyspepsies amylacées, par des observations dans lesquelles le diagnostic est si obscur, que l'erreur est presque inévitable, si l'attention du praticien n'est pas spécialement fixée sur l'estomac.

Cette dyspepsie, en effet, est quelquefois dissimulée entièrement par des symptômes tout à fait étrangers au tube digestif, qui paraissent fournir l'indication principale, et égarent d'autant plus le médecin, que l'organe vraiment malade accuse moins de perversion dans ses fonctions. Ces cas sont plus communs qu'on ne pourrait le supposer ; les indiquer, c'est fournir le moyen de les guérir.

Obs. XXIV. — M..., 36 ans, employé des contributions, vint me consulter au printemps 1868.

Depuis un mois il souffrait d'une céphalalgie continuelle, congestion de la face et étourdissements.
Cet état, qui rendait le malade incapable de tout
travail de bureau, inquiétait la famille et faisait
redouter une attaque. Les sangsues et les purgations ne l'avaient en aucune façon amendé.

J'appris de M... que le mal, augmentant quelques heures après le repas, était précédé d'une
irrésistible envie de dormir. Aucun autre symptôme, si ce n'est la constipation, ne pouvait faire
croire à un trouble digestif. J'ordonnai la maltine, et tous les malaises disparurent après huit
jours de ce médicament.

Obs. XXV. — M. X..., jeune homme de 18 ans,
clerc de palais, tempérament lymphatico-nerveux,
maigre et incomplétement développé, continent,
vint pendant le cours de l'année 1867 me confier
qu'il était atteint de pertes séminales, et menacé
de phthisie pulmonaire. Par le fait, il n'y aurait
pas fallu de grands excès pour épuiser son organisme, et favoriser le développement d'une maladie
mortelle. Notre malade éprouvait souvent des pollutions nocturnes, et son urine recueillie avec soin
présentait quelquefois les caractères de pertes séminales ; je ne les ai pas analysées au microscope.

J'observais que M. X... avait une haleine fadasse
et aigre, et je sus que cette odeur devenait quelquefois plus forte et plus désagréable ; j'appris en

outre que l'appétit était très-irrégulier, et les digestions excessivement laborieuses.

Notre malade ne tenait aucun compte de ces malaises, et se préoccupait exclusivement de ses autres fatigues. Je lui fis remarquer que les pertes augmentaient toutes les fois que la digestion était plus mauvaise, et qu'elles coïncidaient presque toujours avec des vomissements survenus peu de temps auparavant. (Vin de quinquina, grands bains frais, maltine 5 centig. après chaque repas.)

Le malade se résigna sans confiance à suivre mes prescriptions, parce qu'il avait déjà essayé mais vainement plusieurs médications.

Au bout de quelques jours, il vint m'annoncer joyeusement que la digestion s'opérait beaucoup mieux, et qu'en effet les pollutions et les pertes diminuaient dans la même proportion. Il continua rigoureusement le traitement; et, un mois et demi après, il n'éprouvait plus aucun de ces symptômes si inquiétants.

Je l'ai revu souvent depuis ; il ne redoute plus la phthisie, et recommence l'usage de la maltine, lorsque les pertes reparaissent, ce qui arrive encore quelquefois. Il se développe chaque jour de plus en plus, et sa constitution plus robuste triomphera bientôt de ces dispositions maladives.

Obs. XXVI. — M..., 27 ans, employé de commerce, lymphatico-nerveux, se livre avec ardeur au plaisir, quand il en trouve l'occasion. Le 9 février 1868, je fus appelé auprès de lui pendant la nuit, et je le trouvai dans l'état suivant: agitation extrême, douleurs précordiales intenses, impossibilité de rester dans la position horizontale, battements du cœur extraordinairement troublés; l'organe fait des bonds terribles, et frappe la poitrine si violemment, que le malade pense qu'on entend le bruit à une grande distance. Ces palpitations tout à fait exceptionnelles sont à courts intervalles suivies d'une suspension de quelques secondes dans les battements, et d'un état d'angoisse tel, qu'on peut craindre une terminaison fatale; pas de bruit de souffle. (Potion éthérée, bains de pieds, antispasmodiques, éviter avec soin tous les excès.)

Dans l'intervalle de quatre mois, je vis à trois reprises différentes M... dans des crises semblables et toujours pendant la nuit. Je le visitai aussi pendant le jour, et, tout en constatant des palpitations nerveuses, je ne pus rien diagnostiquer d'organique au cœur. (Flanelle, feuilles de frêne, digitale, poudre de Dower.) Je crus à un rhumatisme erratique, qui provoquait le mouvement tumultueux du cœur, sous l'influence d'un refroidissement momentané de la peau, sans entraîner d'endocardite ni de manifestations articulaires ou musculaires.

Je pense bien encore que la cause rhumatoïde domine la maladie; mais j'ai pu me convaincre depuis par le traitement, que je m'étais trompé d'organe. Le malade m'ayant observé que l'élixir de santé de Bonjean lui procurait un grand soulagement, mon attention fut appelée sur l'estomac.

M... mangeait sur les 7 heures du soir un repas copieux, et se couchait bientôt après. Le sommeil était généralement agité et coupé de songes pénibles ; le réveil se compliquait d'un peu de céphalalgie, de renvois acides et d'envies de vomir ; inappétence le matin. Toutes les fois que les crises de la nuit se produisaient, j'étais assuré de trouver une cause de refroidissement bien caractérisé datant de la veille ; je m'expliquais la maladie par une action rhumatismale provoquant du côté du tube digestif une mauvaise digestion avec des accidents réflexes, prédominant du côté du cœur et du système nerveux.

Je conseillai les soins hygiéniques les mieux dirigés pour prévenir tout refroidissement, et l'usage de 2 pastilles de maltine après tous les repas. Ce traitement dissipa en peu de jours l'agitation du sommeil et les malaises dyspeptiques du matin. Les palpitations de la nuit se répétèrent à diverses reprises moins violentes, et, pendant près de 6 mois, le malade se plaignit encore souvent d'oppression précordiale et de douleurs au niveau du cœur. Aujourd'hui ces accidents sont dissipés, grâce aux précautions prises pour éviter les refroidissements; et la digestion s'opère sans encombres, à la condition d'être aidée par des pastilles de maltine.

Cette observation est plutôt celle d'une dyspepsie symptomatique; cependant je regarde l'action du froid dans ce cas comme une cause purement occasionnelle.

Quoi qu'il en soit, la maltine a contribué manifestement à éclairer mon diagnostic et à arrêter la maladie. J'ai eu à soigner déjà plusieurs dyspepsies analogues, et, toutes les fois que le cœur n'offre pas de symptômes organiques, je suis presque certain d'enrayer les accidents, en m'adressant à l'estomac.

Obs. XXVII. — Mme Z..., rentière à Roanne, 48 ans, bien réglée, jouit d'une bonne santé. Depuis 5 ans, elle a été prise deux fois d'épistaxis prolongés et inquiétants. Elle se plaint fort peu de l'estomac, et mange avec appétit à tous les repas.

Le 14 octobre 1868, je fus consulté par cette dame, qui me raconta ce qui suit: depuis plus de 2 ans, à certaines époques, et pendant des mois entiers, elle est prise tout à coup de violentes douleurs à 5, 6 ou 7 heures du soir. Ces douleurs se traduisent par des crampes vives, partant de la ceinture, se dirigeant successivement vers le sternum, l'hypochondre gauche et les reins; puis ballonnements à l'épigastre, palpitations, inquiétudes vagues, idées noires, crises de nerfs et larmes. Alors tout est terminé, cet état pénible a duré 3 heures environ. (Tisane de racines de valériane et feuilles d'oranger, sirop d'éther, pillules de Méglin, grands bains alcalins.)

Je revois la malade vers les premiers jours de novembre ; pas d'amélioration. Elle est plongée dans une hypochondrie profonde, et craint de succomber dans une crise prochaine.

Cette fois, après m'être mieux renseigné, je soupçonnai une dyspepsie, et prescrivis pour tout traitement 5 centig. de sucre de maltine après tous les repas. *Dès le lendemain*, la crise ne reparut plus et ne s'est pas reproduite. Aujourd'hui Mme Z... est toujours sous l'influence des malaises variés, qui accompagnent l'âge critique, mais elle n'éprouve plus ces crises terribles, qui jetaient l'effroi dans son esprit et dans sa famille.

Je crois que c'est là une bien belle observation de dyspepsie amylacée dissimulée, et un exemple sans réplique de l'efficacité de la maltine seule.

OBS. XXVIII. — Mlle Z..., des environs de Roanne, 23 ans, couturière, chloro-anémique. Depuis 2 ans elle est atteinte d'une dyspepsie amylacée de moyenne intensité, règles irrégulières, leucorrhée, froid aux pieds, céphalalgie et palpitations légères.

Ces symptômes inquiètent peu cette malade

jeune et jolie, elle se préoccupe avant tout d'une rougeur persistante du nez et de la face. Cette rougeur a commencé à paraître après dîner, pour se dissiper au bout de 2 ou 3 heures, puis aujourd'hui elle s'est étendue sur les joues, et ne disparaissait pas entièrement lorsque la digestion était terminée. Enfin depuis 6 mois environ, au grand désespoir de la malade, le nez reste constamment rouge; et, dans la soirée, la face semble couverte d'une couperose très-enflammée. (31 mars 1868, tisane amère, ferrugineux, quinquina, café de glands doux.)

5 mai. La chloro-anémie est vaincue, la dyspepsie moins forte, mais la rougeur du nez et de la face n'est pas modifiée. Il devient évident, pour moi, que cette espèce d'infirmité tient aux mauvaises digestions. (Eau de Saint-Galmier, 3 pastilles de maltine par jour).

,11 décembre 1868. Je revois mademoiselle Z..., qui est guérie depuis longtemps. Elle a fait régulièrement usage de pastilles de maltine, pendant 30 jours consécutifs, et la fatale rougeur du nez et de la face a complétement disparu.

Notre jeune fille a compris, par expérience, que la dyspepsie seule provoquait cette affreuse congestion locale, et elle continue à prendre de temps en temps de la maltine, lorsqu'elle prévoit des embarras digestifs. La figure est devenue fraîche et rose, à la grande satisfaction de la malade et de ses parents.

Obs. XXIX. — Madame Z..., des environs de Pouilly-sous-Charlieu, fermière, 31 ans, constitution robuste, tempérament nerveux, vint me consulter, le 29 septembre 1868. Il y a 15 mois, cette femme, ayant ses règles, apprend brusquement qu'un accident vient d'arriver à son père. Elle court à son secours, traverse sans réfléchir une rivière froide, dans 60 centimètres d'eau.

Depuis cette époque, fièvre nerveuse revenant tous les 3, 5, 8 jours. L'accès dure 24 heures ; il est très-violent, et, pendant tout ce temps, il y a des vomissements continuels. Pas de bruit de souffle, d'aménorrhée ni de pertes blanches ; dyspepsie complète, selles régulières, névropathie générale, amaigrissement et tristesse profonde. Il y a 15 mois qu'elle emploie la quinine, le quinquina, le fer ou l'arsenic sans trouver un soulagement à son état.

Je crus reconnaître que la dyspepsie amylacée essentielle était dans ce moment la maladie prédominante, qui tenait sous sa dépendance, tous les autres symptômes morbides. Je conseillai le fer réduit, du quassia amara avant le repas, et 6 pastilles de maltine par jour.

Le 10 novembre 1868, j'ai appris que la fermière était complétement guérie, que la fièvre avait cessé peu de temps après le commencement des remèdes, et que la santé était devenue aussi bonne qu'avant l'accident.

Ce fait est aussi curieux comme diagnostic que comme traitement ; il n'a pas besoin de commentaires.

J'ai choisi dans mes notes ces 6 cas de dyspepsie amylacée dissimulée, parce qu'ils traduisent bien mon intention de démontrer l'obscurité assez fréquente de certains troubles dyspeptiques. Les malades eux-mêmes ne songent pas à accuser la digestion, et répondent, si on les interroge sur ce point, qu'ils digèrent parfaitement. Les symptômes qui les préoccupent, et qui sont du reste prédominants tout d'abord aux yeux du médecin, laissent sur le dernier plan les souffrances du tube digestif. On en est souvent prévenu par l'impuissance des traitements dirigés contre une maladie, qui en somme n'existe pas. Tous les médecins ont trouvé de ces cas dans leur pratique. J'avoue, pour ma part, avoir méconnu bien des dyspepsies, avant l'époque où j'ai commencé mes travaux sur la maltine.

Ce n'est pas à dire que je les vois partout, car je sais fort bien que l'estomac souffre des souffrances de presque tous les organes, et je m'en défie. Je parle des dyspepsies qui sont seules en cause, et qu'on guérit par les traitements appropriés, dès qu'on les a diagnostiquées d'une manière précise.

C. CONSIDÉRATIONS GÉNÉRALES SUR LA DYSPEPSIE AMYLACÉE.

Qu'elles soient franchement accusées, ou habituellement dissimulées par des complications sérieuses, ces maladies offrent au médecin un puissant attrait d'études et d'observations, à cause de leur fréquence et de leurs variétés vraiment protéiformes.

Je crois avoir bien exposé ma manière d'en interpréter les causes et d'en combattre les effets, en insistant par des observations détaillées sur chacune des circonstances, qui peut leur donner naissance. Si je n'ai pas été assez habile pour faire bien comprendre mes explications théoriques, je puis affirmer du moins sans hésitation que les médecins, qui emploieront la maltine dans les mêmes conditions, obtiendront assurément les mêmes résultats.

Du reste un contrôle sévère est facile, car sur 100 personnes non alitées, qui viennent consulter au cabinet, il y a au moins 25 dyspeptiques ; et sur 100 dyspeptiques, il y en a au moins 60 qui sont atteintes de dyspepsie amylacée.

Une remarque importante, que j'ai déjà faite

plus haut, c'est que la dyspepsie *amylacée est presque toujours essentielle.*

Est-ce parce qu'elle a pour cause des troubles entravant la première phase de la digestion ? Est-ce pour tout autre motif ? Je l'ignore. Mais les causes générales ou diathésiques se compliquent très–rarement de dyspepsie amylacée ; elles donnent plus souvent naissance à notre seconde espèce, celle que nous avons appelée duodénale ou hypochondriaque. La dyspepsie sulfhydrique elle-même est bien moins souvent que celle-ci produite par des états généraux.

Il n'y a peut-être qu'une cause générale, qui entraîne fréquemment la dyspepsie amylacée : c'est l'anémie chez les jeunes gens et la chlorose chez les jeunes filles et chez les jeunes femmes. J'excepte à dessein les maladies utérines, qui provoquent presque constamment des dyspepsies hypochondriaques.

Ces propositions vont sans doute froisser les opinions reçues, et soulever contre moi la critique de bien des convictions profondes. Je laisse au temps et à l'observation clinique, le soin de ma justification. Je·mets de mon côté une grande présomption de certitude, en signalant ce fait, à savoir : que les dyspepsies amylacées sont guéries par le régime, les eaux de Vichy et la maltine, et, la plupart d'entre elles, par la maltine seule. Or, je ne sache pas que ce médicament puisse aspirer à combattre des causes diathésiques et générales.

On observe durant le cours de certaines maladies des complications du côté de l'estomac, qu'on peut arrêter avec la maltine. Je connais des goutteux, qui, pendant la période subaiguë de leurs accès, ne peuvent pas digérer sans ce médicament associé à l'eau de Vichy.

Je sais un diabétique, qui avait, par 24 heures, jusqu'à 123 grammes de sucre dans ses urines, qui en était arrivé à une inappétence presque complète, une soif insatiable, un amaigrissement rapide ; et qui, depuis plus d'une année, se soutient dans toutes les apparences de la santé avec des pastilles de maltine. Il n'a plus que 57 grammes de sucre.

J'ai parmi mes amis un négociant sujet aux hémorrhoïdes et à la dyspepsie, deux maladies qui s'entretiennent l'une l'autre par un cercle vicieux infranchissable. Depuis qu'il prend de la maltine, les hémorrhoïdes sont moins fréquentes, et la maladie de l'estomac a presque disparu.

En résumé, la dyspepsie salivaire ou amylacée est, sans contredit, la plus commune de toutes ; elle affecte les formes les plus variées : atonique, pituiteuse, flatulente, gastralgique, boulimique, etc.; et elle cède toujours à la même médication, qui est le régime, l'eau de Vichy et la maltine.

Souvent elle semble n'être qu'un symptôme secondaire d'une autre maladie ; d'autres fois elle est complétement masquée par des accidents paraissant dominer la situation. Il faut se méfier de cette allure suspecte, et surveiller attentivement l'estomac. Quand on ne découvre pas de causes générales bien tranchées, et que le mal résiste aux médications les plus rationnelles, on doit soupçonner le tube digestif d'être le siége principal de la lésion. Huit fois sur dix on sera dans le vrai ; et six fois sur nuit on aura affaire à une dyspepsie essentielle.

Me voici arrivé à la fin de mon travail, et cependant, pour mieux en faire saisir l'ensemble, je veux décrire brièvement les indications et le traitement des dyspepsies hypochondriaques et sulfhydriques. Je les esquisserai à grands traits, parce que je me propose de continuer mes recherches, et d'appliquer à ces maladies le même principe d'investigation chimique, qui a présidé à mon étude des dyspepsies amylacées. Puissé-je avoir le même bonheur ! Ces réserves faites, je poursuis ce qui me reste à exposer.

CHAPITRE IX

DIVISION ET TRAITEMENT DES DYSPEPSIES
HYPOCHONDRIAQUES.

1° *Dyspepsie hypochondriaque essentielle.* — Bières allemandes
et bières mousseuses. — Obs. XXX. Influence de la bière
non fermentée ; — maltine.— Suc pancréatique ; — synergie obligatoire des glandes salivaires et duodénales.
2° *Dyspepsie hypochondriaque par obstructions viscérales.* —
Obs. XXXI. Eaux de Plombières ; — cure de raisins.
3° *Dyspepsie hypochondriaque rhumatismale.* — Flanelle, alcalins, eaux de Nerys, d'Aix.
4° *Dyspepsie hypochondriaque goutteuse.* — Indications et contre-indications des eaux de Vichy. — Maltine.
5° *Dyspepsie hypochondriaque hémorrhoïdale.* — Causes et traitement de la constipation. — Maltine. — Eaux minérales
bicarbonatées sodiques.
6° *Dyspepsie hypochondriaque hystérique.* — Opportunité et
dangers de la cautérisation.
7° *Dyspepsie hypochondriaque herpétique.* — Considérations générales sur la répercussion des dartres. — Elles ne guérissent presque jamais radicalement. — Obs. XXXII. Dyspepsie disparaissant à l'apparition d'un eczéma héréditaire. —
Obs. XXXIII. Répercussion mortelle sur l'estomac d'une
dartre esthiomène.

Les dyspepsies que nous allons étudier sont
bien plus complexes que la précédente, et sont
presque toujours symptomatiques. La maltine
n'aura pas d'indications précises ni des effets thérapeutiques immédiats ; elle deviendra entre les

mains du praticien, un médicament secondaire, destiné à soulager et non plus à guérir.

La dyspepsie hypochondriaque est rarement essentielle. Elle est sous la dépendance de causes puissantes, qui opposent à toutes nos drogues officinales une résistance quelquefois insurmontable. Un temps viendra sans doute, où, les connaissant mieux, nous pourrons plus aisément en triompher.

En nous occupant de l'étiologie, nous avons expliqué que la dyspepsie hypochondriaque était déterminée : 1° par l'arrivée dans le duodenum d'aliments mal préparés dans les voies supérieures.

2° par la surabondance, l'altération, ou le défaut des sucs pancréatiques, biliaires ou intestinaux.

3° Par l'influence occulte des causes générales.

Il en résulte pour moi une classification secondaire des dyspepsies hypochondriaques. Cette classification me paraît capitale, parce qu'elle expose clairement la différence et la multiplicité des indications thérapeutiques.

Je compte 7 espèces de dyspepsies hypochondriaques.

1° La dyspepsie hypochondriaque essentielle ;
2°　　　—　　　　—　　par obstruction viscérale ;

3° La dyspepsie hypochondriaque rhumastimale ;
4°   —   —   goutteuse ;
5°   —   —   hémorrhoïdale ;
6°   —   —   hystérique ;
7°   —   —   herpétique.

1° La dyspepsie hypochondriaque essentielle
tient probablement à l'arrivée dans le duodenum
d'aliments mal élaborés, ou bien à un vice quelconque des sucs intestinaux ; car on ne peut pas découvrir, chez ceux qui en sont victimes, l'action précise
d'une cause générale.

On reconnaît cette dyspepsie à la bénignité relative des symptômes, à son peu de résistance aux
remèdes, et à sa récidive facile. On la combat
avec succès par la maltine, la bière peu fermentée,
diverses eaux minérales, l'exercice et le régime.

La bière non fermentée est un remède très-
efficace dans ces dyspepsies. Nous avons déjà vu
(OBS. II) qu'elle produisait, dans certaines circonstances, sur le tube digestif des effets salutaires,
qu'il ne faut pas dédaigner. Lorsqu'elle est puisée
au brassin, et que la fermentation est à peine commencée, elle n'est encore qu'une décoction d'orge
et de houblon, dans laquelle est dissoute toute la
maltine de l'orge germée. On y trouve aussi une
partie de l'amidon transformée en dextrine et des
traces d'alcool : c'est un liquide jaune clair, sucré, amer, gluant et légèrement alcoolique. Je l'ai
prescrit dans un grand nombre de dyspepsies

14

hypochondriaques essentielles, conjointement avec la suppression du vin et des alcooliques : j'en ai obtenu des résultats très-encourageants.

Ces effets physiologiques de la bière m'ont expliqué pourquoi bien des individus, et même certains peuples, tels que les Allemands, peuvent faire sans danger apparent un usage abusif de cette boisson. La bière allemande ne ressemble en rien à la nôtre ; elle ne mousse pas, parce qu'on en a arrêté la fermentation par des procédés particuliers de fabrication. Cette bière, non mousseuse et moins alcoolique que la nôtre, me paraît composée d'une décoction d'orge germée dans laquelle la maltine existe tout entière à l'état de dissolution encore peu altérée par son action sur la fécule.

La preuve de ce que j'avance, c'est que, si on met en cruches de la bière allemande, et qu'on la conserve pendant quatre, cinq et six mois dans des caves ordinaires, on trouve au bout de ce temps de la bière parfaitement mousseuse et fort agréable au goût. Elle est alors devenue très-alcoolique, et ne pourrait pas être bue presque impunément comme avant sa fermentation complète.

Je ne parle pas bien entendu de cette bière de Strasbourg, qu'on nous expédie au centre de la France, après l'avoir alcoolisée pour la conserver.

Obs. XXX. — Madame Z..., 68 ans, n'a jamais été malade. Son mari est mort il y a 10 ans, à la suite d'une longue maladie. Depuis cette époque elle est constamment maladive, digère mal, n'a pas d'appétit, va difficilement à la selle, souffre du ventre et est accablée de tristesse.

J'ai employé pendant 7 ans tous les traitements indiqués, depuis les prescriptions hygiéniques et diététiques, jusqu'aux antidyspeptiques les plus vantés. Les eaux de Plombières seules ont procuré chaque année une guérison de 4 à 5 mois.

En mars 1866, la récidive était complète. Je changeais de médication, et conseillai à la malade de se priver de vin, de suivre rigoureusement le régime prescrit depuis longtemps, et de se mettre à l'usage exclusif de la bière non fermentée, c'est-à-dire puisée au brassin. Je suspendis tous les autres traitements.

Au bout de 20 jours, l'appétit était revenu, la digestion se faisait assez bien ; les selles étaient régulières, et la gaieté avait reparu. La malade continua l'usage de la bière non fermentée, fit sa saison à Plombières, et eut devant elle six à sept mois de bonne santé.

Au commencement du printemps de l'année suivante, la dyspepsie récidiva encore, et fut combattue aussi heureusement de la même manière. J'ai assisté l'an passé à la répétition de semblables péripéties.

Enfin cette année, 1869, il s'est produit un inci-

dent, qui m'a démontré, jusqu'à l'évidence, toute
la puissance thérapeutique de la bière non fermentée. Le mois de mars a été très-froid et très-
mauvais : la malade, atteinte de sa dyspepsie à la
fin de février, ne voulut pas se mettre à l'usage de
la bière, parce qu'elle était obligée de faire chauffer
ses boissons. J'avoue que la bière chaude est un
breuvage détestable. Malgré les amers, les alcalins,
les toniques; malgré les eaux de Saint-Alban, Vals,
Vichy; malgré le régime le plus sévère, les accidents dyspeptiques résistèrent sans modification.
Il fallut se résigner à boire la bière non fermentée
chaude, et quelque temps après la convalescence
était établie.

Voici quels étaient ces singuliers symptômes
dyspeptiques : inappétence, dégoût, langue blanchâtre. Après les repas, sensations extrêmement
pénibles de gonflement abdominal, douleurs lan-
cinantes au niveau de l'S iliaque et des lombes,
constipation, insomnie, hypochondrie profonde.
Le symptôme le plus fatigant était cette sensation
nerveuse de gonflement, qui allait jusqu'à l'oppression, et faisait redouter l'hydropisie. Chaque jour
madame Z... prenait à diverses reprises la mesure
du ventre, sans constater la moindre augmentation.

Cette sensation commençait 3 heures et demie
après le repas de midi; et cessait le soir, quand la

malade se mettait au lit. La bière non fermentée fit disparaître en quelques jours ce malaise, et les autres accidents se dissipèrent bientôt après. Je n'ai jamais pu découvrir chez cette dame la moindre affection organopathique, ni l'intervention d'une cause générale.

Ainsi, voilà une malade atteinte régulièrement chaque année de ce que j'appelle une dyspepsie hypochondriaque essentielle.

La bière non fermentée enraye promptement le mal, et le suspend entièrement, jusqu'au moment des eaux de Plombières, qui le guérissent pour quelques mois.

Je ne saurais trop insister sur l'emploi de la bière non fermentée dans ces sortes de dyspepsies, et sur la suppression du vin et des alcooliques. C'est la maltine qui donne à la bière non fermentée ces propriétés surprenantes. Bien plus, c'est une maltine végétale, n'ayant pas encore subi le contact des réactifs, et qui se trouve en dissolution dans le liquide, telle qu'elle est produite par la nature. Mes confrères profiteront sans aucun doute de cette découverte chimique, et trouveront d'autres applications médicales à une boisson simple dans sa composition, facile à trouver partout, et puissamment antidyspeptique.

S'il existe des dyspepsies hypochondriaques susceptibles de guérison rapide, ce sont assurément les dyspepsies hypochondriaques essentielles, parce que les sécrétions seules sont atteintes pour des raisons locales, sans qu'on puisse en accuser l'intervention des causes générales. La bière peu fermentée et la maltine jouissent dans ces cas d'une efficacité évidente. Il est facile de s'en expliquer les effets.

Les sucs pancréatiques et biliaires possèdent la propriété d'achever la saccharification des féculents et l'émulsion des graisses. Mais ils aboutissent à un résultat parfait, quand seulement la digestion de ces substances est régulièrement commencée par l'insalivation. C'est une condition indispensable : un bol alimentaire mal préparé par la diastase salivaire entraîne un fonctionnement anormal des glandes duodénales ; et un bol alimentaire bien insalivé se digère également mal, si les sécrétions pancréatiques et biliaires sont viciées par une cause organique ou diathésique.

En d'autres termes, la salive est impuissante à digérer seule les féculents ; comme aussi les sucs pancréatiques et biliaires sont incapables d'en opérer la complète digestion sans l'intervention préalable de la ptyaline. Ces deux séries d'organes sont solidaires l'une de l'autre, et exigent entre elles pour la normalité de la fonction une entente et un concours continuellement synergiques. C'est ce qui explique la difficulté qu'on éprouve à guérir

les dyspepsies hypochondriaques sans cesse modifiées, sans cesse renaissantes. Un groupe d'organes
fonctionne sans anomalie, tandis que l'autre
donne, quoi qu'on fasse, un suc digestif altéré.

Ces idées peuvent à première vue passer pour
hypothétiques, mais elles sont confirmées dans
la pratique par l'observation minutieuse des
faits. Les malades qui par exemple pêchent d'une
façon manifeste par la diminution ou l'altération
de la salive, ne souffrent souvent pas de l'estomac
pendant la première période de la digestion; ils
précisent le siége de leurs malaises, et accusent
exactement la seconde digestion, c'est-à-dire la
digestion duodéno-intestinale.

Il y a quelques années, M. Bouchardat, et plus
récemment M. le professeur Chauvin de Lyon,
ont préconisé l'usage du suc pancréatique dans
ces maladies. Ce médicament employé seul ne
produira que rarement des guérisons durables,
pour les raisons que je viens d'exposer; toutefois c'est un progrès dont il faut grandement
tenir compte.

Il sera toujours difficile de fournir du suc pancréatique en assez grande quantité pour les besoins
pharmaceutiques. Je poursuis ces mêmes recherches dans une autre direction; et, comme pour la
diastase salivaire, je voudrais découvrir un suc
pancréatique artificiel. Je ne désespère pas d'y

parvenir ; alors la question des dyspepsies hypochondriaques aura fait peut-être un grand pas vers
sa solution définitive.

En attendant, il résulte de ces considérations,
que la bière peu fermentée, la maltine et le suc
pancréatique employés conjointement ou isolément peuvent guérir certaines dyspepsies hypochondriaques, et devenir des auxiliaires puissants
dans le traitement des autres.

2° **La dyspepsie hypochondriaque par obstruction viscérale** est bien plus difficile à suivre
dans ses manifestations : elle commence par une
dyspepsie amylacée assez franche, dont le siége
est dans l'estomac.

Bientôt après, les phénomènes principaux se
passent dans l'abdomen. L'appétit diminue, et l'a-
maigrissement survient avec la teinte jaune caractéristique de la peau; douleur vague dans le
ventre, constipation alternant avec la diarrhée,
ballonnement douloureux, coliques localisées ou
changeant fréquemment de place ; débacles de
selles diversement colorées; vomissements faciles
chez quelques malades; retour de la santé à certaines époques de l'année, au moment des eaux,
de la chasse, des vendanges; irritabilité extraordinaire du caractère, et idées noires souvent fort
inquiétantes pour la famille.

Point d'organopathie apppréciable; le foie, le

pancréas, la rate, les conduits biliaires, les reins, les glandes mésentériques et intestinales paraissent sains.

Cette dyspepsie résiste à tous les traitements ; elle récidive pendant de longues années, diminue sans qu'on en connaisse le motif, et guérit quelque fois, sans qu'on puisse en attribuer le mérite aux médications dirigées contre elle. Cependant on la soulage et on la modifie heureusement par un régime animal persévérant, l'emploi de la maltine et des amers ; par l'usage de la bière non fermentée et l'abstinence des alcooliques ; par les eaux de Plombières ou d'Ems ; par la cure de raisin, la gymnastique et l'hydrothérapie.

Cette dyspepsie diffère de la précédente en ce qu'elle est plus grave et plus continue, qu'elle dure pendant des années entières sans soulagement manifeste, et qu'elle semble compliquée d'une perversion dans les fonctions des glandes abdominales. C'est le pancréas, le foie, les glandes intestinales qui sont malades ; mais il est impossible de poser un diagnostic plus précis, et de diriger les médications contre une cause mieux déterminée. L'observateur le plus expérimenté peut faire des hypothèses probables sur l'origine du mal et sa localisation ; mais les raisonnements les plus logiques perdent toute leur valeur devant l'appréciation brutale des faits.

Obs. XXXI. — M. X..., riche propriétaire, cultivateur des environs de Roanne, 55 ans, tempérament bilioso-sanguin, n'a éprouvé pendant toute sa vie que des indispositions légères. Il y a 6 ans, sans causes connues, il a été atteint subitement d'une dyspepsie grave, commençant à dix heures du matin et se terminant à minuit.

Le malade déjeune à 8 heures d'un potage, et dîne à 1 heure malgré ses souffrances ; l'appétit est très-irrégulier. C'est à 3 heures du soir que la dyspepsie est parfaitement établie. Aigreurs, eaux claires, ballonnement extrême, points de côté dans l'hypochondre droit. Ces douleurs partent du petit lobe du foie, s'étendent sous les côtes hépatiques, et dégénèrent en névralgie intercostale intolérable, bien que la pression ne les augmente pas. Elles se propagent jusqu'à l'épaule droite et au cou, où elles déterminent une sensation de strangulation fort pénible, puis elles se dirigent vers le bras droit, en même temps qu'elles s'irradient sur l'hypochondre et le membre inférieur du même côté. Ce sont des tiraillements et des crampes occupant tout le côté droit, et qui durent jusqu'à 11 heures du soir ou minuit.

Il faut ajouter à cela un développement gazeux excessif dans l'abdomen, et une gêne notable dans la respiration. Au plus fort de la crise il se produit un refroidissement aux extrémités et une chaleur brûlante interne. La viande digère mieux que les fécules; le gras ne passe pas du tout.

Souvent les aigreurs deviennent pyrosis, et les eaux claires, vomissements. Ces vomissements se font sans mal de cœur et sans efforts; ils sont plus fréquents, quand la constipation dure depuis long-temps. Le malade vomit tous les 2 ou 3 mois, dans une crise violente, une masse énorme de vieille nourriture infecte ou à odeur vineuse. Quand au contraire la constipation fait place à la diarrhée, c'est une véritable débacle de selles peu colorées et fétides.

Le malade n'éprouve pas le besoin de vider la vessie; il urine par raison, 3 ou 4 fois en 24 heures, et urine beaucoup. Céphalalgie, éblouissements, sensation de tremblement musculaire dans tout le corps, pâleur olivâtre de la face et hypochondrie terrible. Lorsque les vomissements copieux ou les évacuations diarrhéiques abondantes apparaissent, ils annoncent un intervalle de calme et de repos, pendant lequel le malade reprend appétit, mange plus, et digère moins mal.

M. X... a été soigné par plusieurs médecins de province et deux praticiens distingués de Lyon; aucun d'eux n'a pu reconnaître une lésion locale. Toutes les médications ont paru soulager pendant quelque temps; puis la maladie a récidivé avec la même intensité. La santé générale reste la même depuis 7 ans, l'amaigrissement n'a pas augmenté, et la face conserve ce teint jaune terreux, que je redoute particulièrement dans les affections dyspeptiques.

Je n'ai pas été plus heureux que mes confrères : j'ai prescrit la maltine et les aliments azotés, l'eau pure, parce qu'on ne pouvait pas se procurer à la campagne de bière non fermentée, la privation absolue des alcooliques, les amers, l'eau de Vichy, les bains et lavements froids. Ce traitement a diminué les souffrances ; et une saison à Plombières les a suspendues pendant 1 mois. Une saison à Vichy avait été précédemment tout à fait inefficace.

Le malade découragé ne veut plus faire de traitement ; il suit uniquement le régime prescrit, et prend de la maltine. Il prétend qu'il se met par ces moyens à l'abri de bien des souffrances, sans les éviter toutes.

Il y a 2 ans, je lui conseillai la cure de raisins. Voici deux fois qu'il la pratique avec toute la sévérité requise. Cette médication seule a triomphé pendant 4 ou 5 mois. J'ai appris, depuis, qu'il s'en tient à ce traitement, qu'il attend avec impatience l'époque des vendanges, et s'en remet pour le reste aux efforts conservateurs de la nature.

Cette observation fort compliquée présente le tableau chargé des dyspepsies par obstruction hypochondriaque, si on lui enlève une partie de ses symptômes graves.

J'ai remarqué que la bière non fermentée, la maltine, les eaux de Plombières ou d'Ems et la cure de raisins produisaient dans les cas moins désespérés des effets satisfaisants. Il faut prescrire en même temps la gymnastique et l'exercice physique, le massage et l'hydrothérapie.

3° **La dyspepsie hypochondriaque rhumatismale** n'est pas très-fréquente, car le rhumatisme a plutôt la tendance de se jeter sur la poitrine, et d'y déterminer un catharre chronique, ou un emphysème pulmonaire. Lorsque le rhumatisme se répercute sur l'estomac, il provoque des crampes aiguës, des douleurs violentes dans le ventre et les reins, des étouffements, des coliques, et tous les phénomènes d'une gastro-entérite intense. On le combat par la chaleur, les sudations, les dérivatifs puissants sur la peau, et tout le cortége des topiques employés, pour le rappeler aux extrémités.

Ces accidents aigus ne constituent pas une dyspepsie ; ce qu'on est convenu d'appeler rhumatisme nerveux détermine plus souvent cette complication. Le malade a peu d'appétit ; il mange cependant avec plaisir, lorsqu'il est à table. Après ses repas, il tombe dans un état d'anéantissement complet, comme s'il y avait prostration véritable des forces. Il éprouve le besoin de s'étendre dans un fauteuil ou sur un lit, et d'y rester plus ou moins de temps, sans penser ni dormir. Son cerveau est à demi paralysé.

Ce malaise l'inquiète souverainement, parce qu'il se complique de douleurs vagues à la nuque et le long de la colonne vertébrale ; et d'une pesanteur nerveuse de la tête, qui empêche toute application sérieuse de l'esprit. Souvent, après les repas, la marche est mal assurée et la vue trouble ; le matin l'haleine est fadasse, aigre et repoussante ; constipation et grande irritabilité.

Au renouvellement des saisons, aux menaces d'orage, aux grands changements de température, au moindre refroidissement cutané, les symptômes redoublent, et le mal augmente.

Les refroidissements généraux, et surtout le froid aux pieds, exercent des effets considérables sur le canal alimentaire, et donne naissance à une espèce de dyspepsie rhumatoïde. Pour la même cause, bien des personnes sont plus spécialement sujettes à la dyspepsie pendant l'hiver. Les accidents morbides sont dans ces cas moins intenses, et partent seulement de l'estomac et de l'abdomen, comme dans la dyspepsie hypochondriaque essentielle.

Les remèdes ont peu d'efficacité contre la dyspepsie hypochondriaque rhumatismale. On les emploie cependant pour combattre les symptômes prédominants, et diminuer les souffrances.

Ce qui réussit le mieux, c'est l'usage des alcalins, de la flanelle et de chaussures chaudes ; un exercice actif comme la chasse et la gymnastique ; le changement de climat et le séjour dans les pays chauds ; ou bien enfin, les eaux de Nérys, d'Aix, de Royat, qui procurent en peu de temps des guérisons aussi étonnantes qu'inespérées.

4° Dyspepsie hypochondriaque goutteuse. La jetée de la goutte sur les viscères internes se produit dans deux circonstances bien différentes :

1° Lorsqu'il y a métastase subite pendant un accès aigu ; 2° lorsque les accidents goutteux des extrémités sont enrayés ou empêchés, et que la goutte ne suit pas les phases de ses manifestations régulières. Dans le premier cas, on a à lutter contre une maladie aiguë grave qui n'est pas une dyspepsie ; dans le second, au contraire, le médecin se trouve en présence d'une véritable dyspepsie goutteuse.

Si la goutte a précédé les malaises de l'estomac, le diagnostic n'offre aucune difficulté. En effet, après un accès de goutte incomplet, il est rare que le malade se rétablisse promptement. L'influence diathésique ne s'est point totalement dissipée, et le tube digestif est le premier à en souffrir.

Mais si le goutteux ne subit pas régulièrement

des accès franchement aigus ; s'il éprouve de temps en temps des douleurs vagues et passagères, ce qui arrive surtout lorsqu'il fait usage des spécifiques vantés dans les journaux, il est bien plus malaisé de découvrir la véritable cause d'un état maladif, persistant sans motifs apparents.

La goutte est dans le sang, comme on aurait dit autrefois, et se manifeste par des souffrances dyspeptiques. Les glandes salivaires, l'estomac et les intestins sont affectés de débilitation, et leurs fonctions s'allanguissent ; il y a inappétence, dégoût, nausées, saburres sur la langue ; distension flatulente de l'estomac et de l'abdomen et oppression précordiale. Si le mal est plus invétéré, on observe une sensation de resserrement et de chaleur dans les entrailles, bâillements, céphalalgie, vertiges et mélancolie.

Pour faire disparaître ces symptômes inquiétants, il suffit d'un accès de goutte complet ; quand il est terminé, le tube digestif est libre, et le malade guérit rapidement.

J'ai souvent observé que les traitements réputés spécifiques contre la goutte arrêtent l'accès, diminuent les douleurs et abrégent le mal ; mais qu'ils favorisent singulièrement la dyspepsie hypochondriaque goutteuse. Pour moi, un accès de goutte est la crise heureuse de la maladie diathésique ; il faut à tout prix l'obtenir aussi complet que possible, et par conséquent rejeter sans hésitation tous les remèdes violents, qui la contrarient, et la répercutent à l'intérieur.

Les femmes ne sont pas exemptes de la goutte. Chez elles, il n'y a pas, à vrai dire, d'accès francs. Ce sont des crises douloureuses du côté du petit lobe du foie, des coliques hépatiques ou néphrétiques, des névralgies et des crampes de l'estomac. L'urine se charge d'acide urique, et parfois les mains et les pieds deviennent le siége de douleurs aiguës avec enflures localisées, et nodosités articulaires.

Pour guérir la dyspepsie goutteuse, j'emploie les tisanes alcalines, l'élixir de Gendrin, les toniques, les amers et la maltine ; parce que l'estomac est moins réellement atteint que les glandes salivaires et les hypochondres. Mais on en triomphe bien plus rapidement, quand on peut envoyer les malades aux eaux de Vichy.

C'est là, je crois, la véritable explication des bienfaits de ces puissantes eaux dans la goutte. La goutte régulière, à accès périodiques, en éprouve peu d'effets ; la goutte viscérale au concontraire est immédiatement et profondément modifiée. L'eau de Vichy déplace le mal, le régularise, le chasse des organes internes, et lui restitue sa tendance pathologique à se jeter aux extrémités.

Au moment de la ménopause les femmes sont plus généralement sujettes aux accidents goutteux ; c'est aussi à cette époque critique, que les eaux de Vichy leur sont ordonnées sans autre indication. Je pense que le bien, qu'elles en obtiennent, est dû uniquement à l'action thérapeutique de ces eaux sur l'élément goutteux erratique.

5° La dyspepsie hypochondriaque hémorrhoïdale est bien moins connue de nos jours. Les anciens avaient fait de cette infirmité, une cause générale à laquelle ils attribuaient des effets déterminés. Ils avaient raison ; et il suffit, pour s'en convaincre, d'étudier cette question sans idées préconçues.

Si les hémorrhoïdes existent depuis longtemps chez les malades, lors même qu'elles ne fluent pas dans le moment, elles sont un symptôme, dont il faut précieusement tenir compte. Dans ce cas, il ne peut pas exister d'hésitation pour le diagnostic ni le traitement. Si au contraire les malades ne s'en sont jamais aperçus, la détermination du mal est plus obscure, et exige du médecin une attention toute particulière.

Je ne parle pas des hémorrhoïdes des jeunes gens. Celles-ci n'occasionnent que des douleurs locales sans réaction générale ; mais lorsqu'on a passé la période de l'adolescence, les hémorrhoïdes, bien que ne faisant pas sentir leur présence par des tumeurs douloureuses, compliquent fréquemment les maladies de cet âge. On observe alors la céphalalgie, la dyspepsie, des oppressions précordiales, un malaise vague et des points douloureux au dos, aux lombes et au ventre.

Je ne crois pas que cet engorgement sanguin des vaisseaux hémorrhoïdaires soit le résultat de la pléthore, parce que les femmes en sont aussi fréquemment atteintes que les hommes, et que leurs évacuations menstruelles devraient dans ce cas les en préserver. Enfin les sangsues soulagent sans guérir.

Je suis de l'avis de ceux qui pensent que la dyspepsie, l'embarras intestinal et la constipation, sont les véritables causes déterminantes de cette complication. On sait que les femmes enceintes y sont très-sujettes, et que cet accident est dû sans doute à la pression de la matrice gravide sur les vaisseaux du petit bassin.

Aussi je suis convaincu que les hémorrhoïdes sont occasionnées par une dyspepsie habituelle et par la constipation qui en est la conséquence. L'engorgement des vaisseaux hémorrhoïdaires provoque à son tour les désordres du tube digestif, et ces deux causes, s'entretenant l'une l'autre, forment un cercle vicieux, qu'on franchit à la condition exclusive de suivre attentivement la révolution ordinairement lente de la maladie.

Pour guérir cette dyspepsie, il faut conseiller la maltine, le bicarbonate de soude, les grands bains, l'exercice et les eaux minérales acidules gazeuses, telles que Saint-Alban, Sail-sous-Couzan et Saint-Galmier. On prescrit un régime sévère, l'abstinence des acides, des corps gras, des légumes venteux, du café et des liqueurs alcooliques.

Il faut avant tout régulariser les selles : on se trouve bien, dit M. le docteur Th. Herpin, de faire usage, selon les saisons, de l'un des quatre fruits suivants : fraises, pêches, poires fondantes et dattes fraîches.

On ne doit pas abuser des spécifiques vantés contre la constipation. Voici cependant deux formules, que je recommande :

$$\left. \begin{array}{l} \text{Extrait de belladone................} \\ \text{— \quad de rhubarbe.............} \end{array} \right\} \ \tilde{\text{a}}\tilde{\text{a}} \ \text{q. e.}$$

F. S. A. des pilules de 5 centigrammes. Le malade prend une de ces pilules 3 heures après le repas du soir, ou bien :

$$\begin{array}{ll} \text{Poudre de fèves St-Ignace.......} & \text{2 gram.} \\ \text{Sucre de lait....................} & \text{q. s.} \end{array}$$

F. S. A. 36 paquets, à prendre un quart d'heure avant chaque repas dans du pain azyme.

Bien des dyspeptiques hémorrhoïdaires aiment

mieux s'en tenir à l'usage de la poudre tradition-
nelle de :

> Fleurs de soufre lavées.........
> Magnésie calcinée............... } ãã q. c.
> Sucre de lait..................

Mêlez avec soin. Une cuillerée à café plus ou
moins remplie, le soir en se couchant, de manière à obtenir une évacuation facile chaque
jour. Il est bon de n'en pas prolonger indéfiniment
l'usage.

Je conseille encore la graine de moutarde blanche. Ce médicament, qui fait tant de bruit dans
les journaux, jouit d'une action thérapeutique
incontestable. Ces petits grains durs sont rendus
tels qu'ils sont avalés. Ils produisent dans l'estomac
le même effet que les grains de sable dans le gésier
des oiseaux ; c'est-à-dire qu'ils provoquent une
trituration plus complète, et un mouvement péri-
staltique plus énergique dans l'intestin. C'est un
effet mécanique, qu'il ne faut pas dédaigner.

6° **Dyspepsie hypochondriaque hystérique.**
Cette dyspepsie doit être attribuée à deux causes
bien distinctes : 1° à l'altération organique du sang ;
2° aux actions réflexes provoquées par l'état pathologique de la matrice ou de ses annexes.

La chlorose d'un côté; les inflammations, ulcé-
rations, déplacements, etc., de l'utérus de l'autre,
entraînent immédiatement l'apparition des

symptômes dyspeptiques. Les ferrugineux, le
quinquina et les toniques d'une part ; les cauté-
risations, les émollients, astringents, antispasmodiques, etc., d'autre part, sont largement ordon-
nés, pour lutter contre la cause générale d'anémie
ou les désordres organopathiques.

Je n'insiste pas sur ce point, parce qu'il est
beaucoup mieux traité, que je ne saurais le faire,
dans les livres classiques ; je parlerai seulement
de la cautérisation, dont on a peut-être abusé de
nos jours. Dans les maladies utérines, les phénomènes pathologiques généraux sont la conséquence forcée des désordres locaux. Ils sont pos-
térieurs en date ; mais souvent ils succèdent aux
premiers, prennent la direction des symptômes
morbides, et l'imposent à leur tour à l'état local.
A ce moment, la cautérisation est non-seulement
inutile, mais même dangereuse. Le traitement
général, uni à quelques injections astringentes
ou toniques, guérit plus rapidement les malades
que la cautérisation la mieux appliquée et la plus
soigneusement pratiquée.

Dans cette dyspepsie, j'emploie la maltine
pendant la période aiguë, associée aux traitements
locaux et généraux. Dans l'état chronique, j'ad-
ministre exclusivement les amers, les ferrugineux,
le quinquina et les toniques analeptiques, en
même temps que les injections et les grands bains.

Les eaux minérales, l'hydrothérapie, et les bains de mer hâtent la cure définitive.

Il ne faut pas croire, d'après ce qui précède, que le traitement de cette dyspepsie soit si simple et si commode. On rencontre malheureusement un grand nombre de femmes, dont les souffrances sont extrêmement obscures. Tantôt c'est le système utérin qui se plaint le plus vivement, tantôt le tube digestif est le siége des plus grands malaises; et, dans l'une ou l'autre circonstance, il n'y a pas d'organopathie bien accentuée.

Tous les symptômes se confondent, ou prennent le dessus à tour de rôle. Les médications les mieux dirigées se succèdent sans trop d'efficacité. Le médecin à l'affût des métamorphoses s'adresse en hésitant au symptôme prédominant; et le mal dure pendant de longues années avec des péripéties désespérantes de soulagement et de récidive. Il n'est pas de praticien qui n'ait eu à traiter de ces maladies rebelles, qui exigent de sa part une attention de chaque jour, une multiplicité de moyens, et une persévérance infatigable, parce que le mal résiste à toutes les médications.

7° **Dyspepsie hypochondriaque herpétique.** Les affections psoriques sont bien mieux connues qu'elles ne l'étaient au commencement de ce siècle. Les doctrines médicales, qui règnent en dermatologie, ne sont plus celles d'autrefois: et le microscope a jeté sur l'étiologie et le traitement des dartres une lumière nouvelle, qui est devenue le point de départ d'une classification admise à peu près partout.

Je crains bien qu'on soit allé trop loin dans cette voie, et qu'on ait trop oublié la doctrine des anciens, qui regardaient les dartres, comme la manifestation externe d'une maladie générale. Pour moi, je n'ai jamais vu les psores les plus communes guérir complétement. En cherchant avec soin, on en trouve l'origine chez les grands-parents ; et on en découvre les traces chez les petits-enfants. Ces maladies semblent guéries pendant plusieurs années, et elles reparaissent au bout de 10, 15 et 20 ans, au grand déplaisir des malades, qui s'en croyaient débarrassés.

Je parle à dessein des dartreux, qui vont consulter les médecins spécialistes des grandes villes, et suivent scrupuleusement leurs conseils. Le mal diminue assez vite, et cesse le plus souvent ; mais, de temps en temps, il fait acte de vitalité par de légères poussées, ce qui prouve qu'il n'est pas seulement une affection locale du derme ; quelquefois, il récidive avec violence au commencement de la vieillesse. A de rares exceptions près, je crois, avec les anciens, que toutes les dartres sont constitutionnelles.

L'eczema, le lichen et le prurigo sont les plus

communes. Les manifestations rebelles, sans cesse étouffées et sans cesse renaissantes, deviennent parfois un obstacle infranchissable pour le diagnostic du médecin, qui vient se butter contre elles, sans s'en douter.

Les dartreux de cette catégorie cachent habituellement leur mal au médecin de la maison ; ils vont consulter avec raison des spécialistes célèbres ; et suivent fort secrètement les traitements prescrits, pour dissimuler le plus complétement possible leur infirmité. D'un autre côté, il est bien rare de rencontrer aujourd'hui, comme autrefois, de ces vieux médecins confidents des familles, ayant soigné l'aïeul, et mis au monde les enfants et les petits-enfants. Ces secrets sont tenus profondément cachés, et le hasard seul les fait découvrir au dernier médecin traitant.

Ce fait est éminemment regrettable, parce qu'on est exposé à soigner sans succès, pendant de longues années, des maladies qui disparaissent subitement le jour de l'apparition d'un eczema, d'un lichen ou d'un prurigo. Nous connaissons l'immense solidarité, qui existe entre la peau et les muqueuses ; il n'y a donc rien d'étonnant que le tube digestif souffre d'une crise, qui ne se fait pas sur l'enveloppe cutanée.

Ici, il faut encore bien distinguer les influences différentes, qu'exercent les diverses dartres sur les membranes muqueuses : l'acné rosacea par exemple, l'herpes præputialis, le pityriasis du cuir chevelu, le sycosis, etc., ont rarement de répercussion. Les grandes dartres, comme l'ecthyma, le psoriasis, les tubercules, le pemphigus, l'ichthyose, etc., sont rivées, pour ainsi dire, sur les téguments externes, et n'ont pas de tendance à se déplacer. L'eczema au contraire, le prurigo, le lichen, paraissent et disparaissent, sans qu'on puisse bien saisir la cause de cette mobilité, et se répercutent aisément sur les muqueuses digestives.

Ce fait pathologique n'est pas assez connu ; je vais tâcher de le faire bien comprendre : ces répercussions se font en général sur le poumon, et donnent naissance à l'asthme et au catarrhe bronchique ; elles s'opèrent lentement, sans violence, et échappent à l'œil de l'observateur le plus clairvoyant. Elles se font également sur les muqueuses. du canal alimentaire, et provoquent aussitôt le développement de la dyspepsie hypochondriaque herpétique.

Obs. XXXII. — Madame Z..., de Briennon, 36 ans, fille de prurigineux, a joui jusqu'à 15 ans d'une très-bonne santé. A cette époque, et avant l'apparition des menstrues, elle est prise d'un eczema au pli du coude et du genou, au cou et sur la poitrine, — pas de traitement, — les règles s'établissent, et la dartre disparaît.

La jeune fille se marie, et pendant 20 ans elle est atteinte d'un malaise dyspeptique fort complexe, diminuant ou cessant par intervalles, pour se reproduire, diminuer et cesser alternativement. Cette femme a eu plusieurs grossesses, pendant lesquelles les malaises se sont dissipés, pour recommencer après les couches.

Les médications les plus variées étant impuissantes, la malade se lassa à la fin des traitements, et, pas plus que ses médecins, ne soupçonna la véritable cause de ses souffrances.

Tout à coup, à 35 ans, l'eczema reparaît aux articulations, aux parties génitales, dans les oreilles, au cou, etc., et la dyspepsie cesse comme par enchantement.

En remontant, comme je viens de le faire, dans cette histoire, il est facile de saisir l'enchaînement et la succession des symptômes ; il y a eu répercussion pendant 20 ans d'une dartre héréditaire. La malade elle-même méconnaissait cette cause; il était impossible que le traitement fût efficace.

J'ai vu deux malades atteints l'un d'un prurigo, l'autre d'un eczema, mourir en 30 et 40 jours, d'une espèce de gastrite aiguë avec vomissements incoercibles, coïncidant avec la disparition complète de leurs dartres. Et cependant tous les deux avaient été soignés pendant 10 et 15 ans par les premiers dermatologistes de Lyon et de Paris.

L'un d'eux avait pour médecin, depuis plus de 20 ans, un de mes confrères les plus distingués de Roanne; il lui avait caché sa maladie jusqu'au dernier moment, je l'ignorais aussi. M. le docteur Tessier, de Lyon, appelé en consultation, fut plus heureux que nous, et reçut les confidences du mourant. La cause du mal était connue, la gastrite aiguë bien diagnostiquée; mais tous les traitements furent impuissants, et le malade succomba.

Ces cas malheureux sont fort rares à la suite de l'eczema, du lichen ou du prurigo; ils s'observent en général après la répercussion brusque des dartres graves. Les anciens auteurs et surtout Ch. Lorry, nous en ont laissé des exemples curieux. En voici une observation remarquable, qui m'a été communiquée par le docteur O. de Viry.

Obs. XXXIII. — Mademoiselle Z., des environs de Roanne, 19 ans, tempérament nerveux, constitution faible et délicate, réglée à 17 ans, a éprouvé des suspensions de 8 mois. Vers l'âge de 9 ans, étant dans une pension humide, elle a vu se supprimer une abondante transpiration des pieds, que rien n'a pu rétablir. Vers la même époque, frayeur terrible.

Peu de temps après ces deux accidents, apparition d'un petit bouton dartreux à la partie interne de la narine droite, ressemblant, dit la mère, à une sorte de framboise (feuilles de noyer *intus et extra*). Peu à peu le bouton prit de l'extension, et gagna la surface de la peau des ailes du nez et de la lèvre supérieure. C'était décidément une dartre esthiomène ou lupus.

Il y a cinq ans, traitement local par les caustiques. Extension rapide de la maladie à toute la face ; 14 mois de séjour à l'Antiquailles, peu d'amélioration à la sortie. Pendant un an, état stationnaire.

Il y a trois ans, recrudescence du mal ; la famille vient à Roanne consulter le docteur de Viry (arséniate d'ammoniaque) ; amélioration manifeste. La malade se relâche de son traitement ; nouvelle extension à toute la figure jusque vers le front et les arcades sourcilières, cessation de tout traitement.

Il y a 3 mois, et sans causes connues, le lupus entre dans une voie de guérison imprévue ; les surfaces malades se dépouillent de leurs croûtes, et laissent paraître en dessous une peau à peu près saine. En même temps l'estomac devient douloureux ; inappétence, gastralgie, digestions laborieuses, pyrosis, vomissement d'eaux claires, etc.

Enfin, depuis 10 jours (30 mars 1869), vomissements incoercibles, fièvre intense, douleur intolérable au creux de l'estomac, petitesse du pouls, etc. Dans les matières vomies, on rencontre des débris de chairs, ressemblant à des *végéta-tions ;* hier le cerveau était pris, et le délire com-plet ; la mort est prochaine.

Lorsque l'eczema, le prurigo ou le lichen abandonnent la peau, et se jettent sur les mu-queuses digestives, ils y produisent des désordres moins inquiétants. Voici ce qui arrive habituelle-ment : le malade se plaint d'une chaleur brû-lante, qui siége dans la bouche, l'estomac et le ventre. Ce symptôme est fort désagréable , il existe sans aigreurs, sans renvois, et s'arrête ordi-nairement au niveau du nombril. La soif n'est pas intense, l'appétit est régulier, et la digestion en apparence normale : la langue est blanchâtre et légèrement picotée de rouge. Cependant cette sensation de *feu* provoque l'envie de boire, et les boissons fraîches l'arrêtent pendant quelques mi-nutes. Les gencives, les dents elles-mêmes n'en sont pas exemptes, et ces dernières ne tardent pas à se gâter ; le malade la ressent au cuir chevelu, à la paume des mains, à la plante des pieds ; souvent il se produit dans le ventre des douleurs lanci-nantes bien localisées, un gonflement abdominal et de la constipation. Les tisanes rafraîchissantes, les vésicatoires et les grands bains soulagent toujours.

La dyspepsie n'offre pas de symptôme gastral-gique précis ; c'est plutôt, pendant la digestion, une augmentation de tous les malaises : le feu monte du ventre à l'estomac et à la bouche avec plus de violence, le ballonnement gagne les intestins, et aggrave les souffrances ; quelques renvois paraissent soulager, et les boissons fraîches sont bues avec délices ; au bout de quelques heures la sensation du feu persiste seule. Elle dure longtemps, en diminuant ou augmentant suivant les jours et les circonstances. Une poussée dartreuse dissipe tout à coup et entièrement ces symptômes plus pénibles que dangereux.

Si on soupçonne les dartres d'être la cause de la dyspepsie, on trouve souvent dans les antécédents du malade une poussée herpétique bien confirmée. Dans tous les cas, en cherchant avec soin et à diverses reprises, on découvre presque toujours quelque prurit aux parties génitales, des furfur derrière l'oreille ou sur le lobule, des démangeaisons et un pityriasis au cuir chevelu, des acnés dans le dos, etc. J'ai observé que l'apparence rugueuse et comme écailleuse des coudes et des genoux, lorsqu'elle n'est expliquée par aucune habitude extérieure, est fort souvent le symptôme d'une dartre latente, impossible à découvrir autrement.

Il n'est pas aisé, même après la découverte de la psore, de guérir les malades. J'ai dit que les vésicatoires, les tisanes rafraîchissantes ou dépuratives, les grands bains et le régime procuraient un amendement notable. Les préparations arsenicales font ici merveille, mais je ne connais guère que les eaux ferrugineuses acidules-gazeuses, qui modifient heureusement et pour long-temps la dyspepsie hypochondriaque herpétique. Saint-Alban , Sail-sous-Couzan , Saint-Galmier réussissent très-bien, parce qu'elles déterminent une poussée à la peau, ou bien qu'elles suspendent pendant plusieurs années l'action funeste de la répercussion.

C'est ainsi que j'ai compris les dyspepsies hypochondriaques. Ce retour aux doctrines anciennes m'explique, mieux que les idées modernes, l'obscurité du diagnostic, et l'impuissance des traitements dirigés contre elles.

CHAPITRE X

Cette dyspepsie a pour effet immédiat : 1° l'indigestion des viandes et des substances azotées, et 2° la production d'acide sulfhydrique.

Il en résulte un arrêt dans l'absorption des nutriments, et une véritable intoxication par ce gaz délétère. Il y a dyspepsie sulfhydrique, toutes les fois que le suc gastrique n'est pas sécrété en quantité proportionnelle à la somme des substances azotées soumises à son action.

Je reconnais quatre espèces de dyspepsies sulfhydriques :

16

1º La dyspepsie sulfhydrique vitelienne ;
2º   —   —   sénile ;
3º   —   —   pneumo-gastrique ;
4º   —   —   par lésions locales.

1º La *dyspepsie sulfhydrique vitellienne* se déclare, au moins momentanément, toutes les fois qu'on mange trop de viandes. Je lui ai donné ce nom, parce que Vitellius, empereur romain, est resté tristement célèbre par sa gourmandise et sa gloutonnerie. A la suite des grands repas, pendant le carnaval, époque à laquelle les dîners et les fêtes se succèdent sans repos, cette maladie est très-fréquente.

L'estomac sécrète toujours la même quantité d'acide gastrique, mais on lui donne une trop grande dose de viandes à dissoudre ; il ne peut suffire à ce travail pantagruélique, et une partie des aliments azotés subit la transformation sulfhydrique.

Quelques vieillards mangent avec un appétit vorace, bien qu'à leur âge il soit prudent d'observer les lois de la sobriété ; leur estomac sécrète moins de suc gastrique que pendant l'âge mûr, et ils sont pris comme les gastronomes plus jeunes de diarrhée sulfhydrique.

Le régime, les purgations et la diète suffisent pour guérir cette dyspepsie.

2º La *dyspepsie sulfhydrique sénile* n'est point celle dont nous venons de nous entretenir. Elle s'observe chez les vieillards sobres et prudents, lorsque les forces vitales commencent à abandonner leurs organes. L'estomac faiblit comme les sens et le cerveau. Pendant la jeunesse et l'âge mûr, on peut aussi en être atteint ; l'anémie de l'estomac est déterminée par des causes multiples ; mais l'effet est le même que chez les vieillards, parce que l'acide gastrique dans ces deux cas est ou altéré ou diminué.

OBS. XXXIV. — M. X..., 76 ans, a joué un grand rôle politique dans son temps, il a conservé jusqu'à cet âge avancé toute son intelligence et sa mémoire : il est depuis plusieurs années estropié par la goutte, et menacé d'accidents cérébraux, dont je n'ai pas à me préoccuper dans l'espèce.

Malgré un régime azoté bien surveillé, et l'usage habituel des toniques et des reconstituants, il est atteint, depuis le mois de mai 1868, d'une diarrhée fétide presque continuelle. Elle diminue sous l'influence des remèdes, mais elle récidive quelques jours après, sans trop fatiguer le malade (musculine, viande crue, eau de Vichy et de Vals, craie préparée à la morphine, sous-nitrate de bismuth, quinquina).

Le 12 août 1868, la diarrhée change subitement de nature. Pendant l'heure qui suit le repas de midi, il se produit sans aucun avertissement préalable une débacle de selles liquides infectes, tellement rapide, que le malade n'a pas le temps de prendre les précautions les plus indispensables. Pendant 15 jours, je combattis vainement cette terrible diarrhée; je retardais quelquefois son apparition, je l'arrêtais même pendant 24 ou 26 heures au plus, mais elle revenait rebelle à toutes mes médications. Cette irrégularité, entretenue sans doute par les remèdes, avait l'inconvénient de faire déclarer la crise dans les moments les plus indiscrets : à table, en voiture, au salon, etc. Du reste l'appétit était soutenu, la digestion ne paraissait pas autrement troublée, et la santé générale était satisfaisante.

Déjà, depuis quelques jours, j'avais prescrit de la pepsine sans succès, parce qu'elle était vieille et décomposée; j'en fis venir immédiatement de chez M. Boudault, et je dois le constater, dès la *première* prise de cette pepsine fraîche, la diarrhée fut arrêtée. On la continua 8 ou 10 jours, et il n'y eut pas de récidives. Les selles redevinrent liquides comme auparavant, sans débacle précipitée.

La dyspepsie sulfhydrique sénile est donc parfaitement établie par le fait de l'usure dès glandes gastriques, et l'insuffisance de leurs sécrétions pour digérer les viandes. Le développement de l'acide sulfhydrique est un fait secondaire, qui devient bientôt, si on n'y porte remède, la cause primordiale d'accidents graves.

Pour combattre cette dyspepsie, il existe trois sortes de moyens :

a. Les remèdes symptomatiques;

b. Les remèdes physiologiques;

c. Les traitements généraux.

a. Les *remèdes symptomatiques* sont les absorbants ou anti-acides, tels que la magnésie calcinée, le charbon de peuplier, la craie préparée, le sous-nitrate de bismuth, etc.

Ces remèdes s'adressent évidemment à un symptôme, et non à la cause même de la maladie. Ils détruisent assez bien les aigreurs, le ballonnement, les coliques et la diarrhée ; s'opposent avec une efficacité réelle à l'action délétère des gaz carbonique et sulfhydrique, et peuvent ainsi favoriser l'absorption des sucs alimentaires. Dans cette dyspepsie, comme dans les précédentes, le médecin est heureux de les avoir pour combattre un symptôme prédominant; mais il ne peut pas compter sur eux pour attaquer radicalement la cause pathologique.

On a prétendu que le sous-nitrate de bismuth exerçait une action sédative sur les nerfs du tube digestif; j'ai vainement cherché, je n'ai jamais pu observer des faits à l'appui de cette opinion.

b. Les *remèdes physiologiques* sont de beaucoup plus importants dans la dyspepsie sulfhydrique. Nous avons parlé de la pepsine, qui doit suppléer dans l'estomac à l'action du suc gastrique altéré ou absent, nous reviendrons sur ce médicament.

La maltine trouve également son emploi dans cette dyspepsie ; il se présente en effet des cas, où on obtient des guérisons inattendues, en tournant la difficulté, c'est-à-dire en supprimant les viandes d'une manière absolue, et en prescrivant un régime amylacé et végétal. On voit de suite les services que peut rendre la maltine dans cette méthode thérapeutique.

La pulpe de viande crue est encore un remède physiologique précieux, qui s'adresse immédiatement à la cause du mal. Cette pulpe en effet, éminemment nourrissante, est presque entièrement soluble dans les liquides du tube digestif, quelque altérés qu'ils soient. Elle est directement absorbée, sans provoquer de la part de l'estomac un travail qu'il ne peut fournir ; et du suc gastrique, une action dissolvante, qu'il ne possède plus. Cette pulpe n'a pas besoin de transformation pour pénétrer dans le sang, et elle s'y déverse sans intermédiaire. L'effet thérapeutique se produit par le repos de l'organe malade, ce qui est une des meilleures conditions de guérison ; et par la force générale imprimée à l'organisme, qui peut alors résister plus énergiquement aux causes morbides.

La médication acide, préconisée par quelques praticiens, repose sur ce fait, que le suc gastrique

doit toutes ses propriétés à l'acide chlorhydrique.
Je crois que cette proposition est trop absolue.
Cependant, dans la dyspepsie sulfhydrique sénile,
l'acide chlorhydrique produit de bons résultats.

C'est plutôt aux malades moins avancés en âge
qu'on le prescrit avec succès. J'ordonne le plus
souvent dans ces cas le vin du docteur Malerbe, de
Nantes :

<pre>
Vin de quinquina au bordeaux........   100 gr.
Sirop thébaïque....................   30 »
Acide chlorhydrique................   1 »
</pre>

de 2 à 6 cuillerées à bouche après le repas.

Le professeur Trousseau prescrivait dans certaines dyspepsies une médication, dont il ne s'expli-
quait pas l'action :

<pre>
Craie lavée.................   2 grammes
</pre>

à prendre avant les repas, et

<pre>
Acide chlorhydrique.............   3 gouttes
</pre>

à prendre immédiatement après chaque repas, dans
un demi-verre d'eau sucrée. Il est facile de s'en
rendre compte aujourd'hui, par la propriété spéciale de chacun de ces médicaments, et leur ap-
propriation, à peu de temps d'intervalle, à des
phénomènes digestifs différents. L'un détruit un
symptôme dyspeptique pénible, le ballonnement,
et les gaz carbonique et sulfhydrique; l'autre
augmente l'énergie du suc gastrique, en lui four-

nissant de l'acide chlorhydrique indispensable.

c. Le *traitement général* ici comme ailleurs doit toujours occuper la première place : régime sévère, lois hygiéniques rigoureusement observées, causes générales combattues, et toute la série des grands moyens appliqués à la restauration des organes affaiblis.

3° *Dyspepsie sulfhydrique pneumogastrique.* — En sachant que la section du pneumogastrique arrête complétement la sécrétion acide du suc gastrique, il est permis de supposer que les maladies graves exercent une influence funeste sur ce nerf de la vie organique. Le plus souvent le pneumogastrique a déjà triomphé du mal, lorsque la convalescence s'établit. Quelquefois il reste pendant de longs jours sous le coup qui l'a frappé; la convalescence languit et menace de s'éterniser. C'est ce qu'on observe de temps en temps à la suite du typhus et de la dyssenterie des armées, du choléra, des fièvres typhoïdes, des fièvres intermittentes prolongées, des hémorrhagies graves, de certaines grossesses, etc. La maladie principale a cessé depuis longtemps, que l'estomac n'a pas repris ses sécrétions normales. Dans ces cas, c'est tantôt contre une dyspepsie amylacée, tantôt contre une dyspepsie sulfhydrique que le médecin a à lutter.

Obs. XXXV. — M. X. de Parigny, 41 ans, robuste et bien constitué, fut atteint d'une fièvre typhoïde le 22 septembre 1868. Cette fièvre fort grave dura 55 jours, puis la convalescence s'établit lentement.

Le 24 novembre, le malade était dans le même état de faiblesse, d'inappétence et de dégoût, que j'avais noté 15 jours auparavant. Pendant un mois, j'épuisai vainement les amers, le quinquina, les eaux minérales, les vins généreux, le régime féculent et la maltine, etc.

Enfin, dans les premiers jours de 1869, je conseillai au malade de prendre de la pepsine acide. Ce médicament produisit instantanément un effet merveilleux; on le continua 3 semaines, et la convalescence franche marcha à grands pas vers une guérison définitive.

On voit, par cet exemple, que le traitement de la dyspepsie sulfhydrique pneumogastrique est le même que celui de la dyspepsie sénile. La cause est différente, mais l'effet est semblable; la médication pour les deux doit être analogue.

J'ai donné deux observations remarquables, témoignant de l'action prompte et énergique de la pepsine. Je regrette d'être obligé de mettre une sourdine à mon admiration; mais, à part quelques rares circonstances, j'ai eu bien peu souvent à me louer de ce médicament.

La raison m'en paraît simple :

Et d'abord, l'emploi rationnel de la pepsine n'est indiqué que dans un très-petit nombre de dyspepsies : dans celles qui sont occasionnées par la diminution ou l'altération du suc gastrique. Or, nous avons vu que les dyspepsies sulfhydriques sont relativement peu communes. L'estomac sécrète toujours assez de suc gastrique, et la digestion des viandes se fait le plus souvent sans entraves; il faut de grandes circonstances, pour que cet organe manque à ses fonctions. Nous avons signalé la convalescence des maladies graves, la grossesse, l'anémie des vieillards, le typhus, etc.

En laissant de côté ces causes exceptionnelles, on trouve rarement l'indication précise de la pepsine. Que ferait-elle, en effet, dans un estomac complétement pourvu de suc gastrique?

Pendant un certain temps, on la prescrivait dans tous les cas, sans se rendre compte de ses vertus; aujourd'hui, on la délaisse pour les mêmes raisons, quand elle peut rendre cependant des services. Je sais bien que son association aux acides et à la strychnine peut augmenter ses propriétés thérapeutiques; mais, je le répète, elle n'est véritablement indiquée que dans la dyspepsie sulfhydrique.

Je ferai à ce médicament une autre critique physiologique. Je me suis procuré de la pepsine Boudault pour des expériences de digestions artificielles, ainsi que le traité de *Dyspepsie et con-somption* du docteur L. Corvisart; et j'en suis arrivé, après plusieurs expérimentations, à voir qu'il fallait beaucoup de pepsine pour dissoudre une petite quantité de viandes cuites.

A cela, il y a une réponse que j'admets : c'est que cette action dissolvante de la pepsine se centuple dans l'estomac; soit qu'elle agisse bien mieux dans ce viscère, soit que sa présence excite la sécrétion du suc gastrique normal. J'ai observé un phénomène analogue pour la maltine.

Il existe une autre cause trop réelle du discrédit dans lequel est tombée la pepsine. Elle s'altère avec une grande rapidité au contact de l'air. Un flacon, rempli de pepsine Boudault fraîche, se conserve assez bien, tant qu'il n'est pas entamé; dès qu'on l'ouvre pour détailler le médicament, la pepsine prend bientôt une odeur putride et perd ses propriétés. C'est là un inconvénient, auquel il est difficile de remédier.

Quoi qu'il en soit, il faut expliquer physiologiquement les propriétés de la pepsine, et l'appliquer en temps opportun. On peut en obtenir des effets surprenants. J'ai soigné récemment une dame, atteinte d'une de ces terribles dyspepsies hypochondriaques hystériques, qui déjouent les plus puissantes ressources de la thérapeutique ; la maltine et la pepsine employées isolément n'avaient

amené aucun soulagement; l'administration si-
multanée des deux médicaments produisit les
plus heureux résultats.

4° La *dyspepsie sulfhydrique par lésions locales*
est le résultat des empoisonnements par les substances caustiques, âcres et corrosives, des ulcé-
rations, squirrhes de l'estomac, de l'abus des
remèdes énergiques, de la gastro-entéro-colite, de
la lienterie, etc.

Cette dyspepsie sort du cadre de ce mémoire;
je l'indique sans y insister plus longuement.

En résumé, la dyspepsie sulfhydrique est produite :

1° Par un excès d'aliments azotés ;
2° Par l'altération, la diminution ou l'absence du
  suc gastrique ;
3° Par l'intoxication sulfhydrique ;
4° Par l'anémie, l'usure ou la paralysie des glandes
  de l'estomac.

Il en résulte des indications thérapeutiques bien
tranchées :

1° De diminuer l'alimentation azotée ;
2° De la supprimer au besoin, et de la remplacer
  par des féculents, associés aux alcalins et à la
  maltine ;

3° De prescrire la pepsine, les acides, la strychnine, ou la pulpe de viande crue ;

4° D'administrer des absorbants ou anti-acides pour
détruire l'effet pernicieux de l'acide sulfhydrique ;

5° D'ordonner un régime reconstituant, et les toniques analeptiques.

RÉSUMÉ ET CONCLUSIONS

Arrivé au terme de ce travail, je sens le besoin d'en concentrer les idées principales dans un résumé succinct.

Appuyé sur les découvertes physiologiques modernes et sur l'observation clinique, j'ai établi une nouvelle classification des dyspepsies. Cette classification, fondée sur le triple rapport des trois groupes d'organes digestifs, des trois phases de la digestion et des trois espèces d'aliments, me paraît plus naturelle que la division classique. Cette dernière, en effet, est exclusivement basée sur des symptômes prédominants, et n'indique pas la nature essentielle de la maladie.

Tous les médecins n'approuveront pas peut-être mon retour aux doctrines anciennes, à propos des dyspepsies hypochondriaques ; et cependant les praticiens des siècles derniers étaient de profonds observateurs. Privés des puissants moyens d'investigation, qui ont transformé la médecine moderne, ils nous ont laissé des tableaux remarquablement exacts des maladies les plus complexes et les plus obscures. Loin de faire table rase de leurs travaux, je me suis confirmé par la pratique dans cette idée, qu'une très-grande partie de leurs observations, rejetée dédaigneusement aujourd'hui, est pourtant l'expression parfaite de la vérité pathologique. Je crois qu'on les a trop oubliées, et j'en appelle de ce jugement préconçu à une nouvelle expérimentation clinique.

Je ne peux pas m'expliquer pourquoi la dyspepsie sulfhydrique n'a jamais été décrite par les auteurs, je ne l'ai certainement pas inventée. Elle existe bien réellement, et se présente assez fréquemment dans la pratique avec ses causes et ses manifestations morbides toutes spéciales. Je n'ai eu d'autre mérite que d'en grouper plus complétement les symptômes, et d'en mieux préciser les indications thérapeutiques. Il est impossible que les praticiens ne l'acceptent pas à la première lecture.

Si cette dyspepsie est restée jusqu'à ce jour dans l'oubli, il ne faut pas en accuser la négligence et l'incurie des observateurs. On doit s'en prendre à l'imperfection de la méthode et aux vices de la classification.

Je n'hésite pas à reconnaître que j'ai créé de toutes pièces la dyspepsie amylacée, et j'ai démontré, par des observations cliniques, que la salive joue dans la digestion un des rôles les plus importants. Cette idée m'appartient en propre ; et

j'espère avoir assez bien exposé le développement
de la dyspepsie amylacée, pour qu'on y reconnaisse
immédiatement celle qui est la plus fréquente de
toutes. Elle est presque toujours essentielle, et sa
cause immédiate réside dans l'alteration, l'insuffisance ou l'absence de la diastase salivaire.

Les flatulences, la gastralgie, la pituite, la boulimie, etc., sont simplement des symptômes qui
dénotent l'altération de la fonction et non la nature de la maladie ; ils apparaissent dans presque
toutes les dyspepsies, sans nous en dévoiler la
cause primordiale.

La dyspepsie amylacée se traduit par la plupart
de ces manifestations, mais elle est l'expression
d'une cause clairement déterminée. Du reste, le
traitement est le criterium de la doctrine. Une
dyspepsie aussi commune, que je dis être produite
par l'altération ou l'insuffisance de la salive, doit
céder promptement à l'intervention d'une substance pouvant remplacer la diastase salivaire.
C'est ce qui arrive : la maltine de l'orge germée est
absolument analogue dans ses propriétés physiques, chimiques et physiologiques au principe
actif de la salive.

J'ai multiplié les digestions artificielles, et je
suis arrivé à ce résultat surprenant, *que la maltine
peut remplacer poids par poids la diastase salivaire
dans son action sur les féculents.*

17

Depuis six ans, je fais usage de ce nouveau médicament pour mes malades et pour moi-même ; il acquiert dans l'organisme une énergie digestive bien plus considérable que celle qu'il possède dans les digestions artificielles. Les malades atteints de dyspepsie amylacée éprouvent un soulagement immédiat, précédant une guérison prochaine.

La maltine trouve encore quelques applications heureuses dans les diverses variétés de dyspepsie hypocondriaque et sulfhydrique ; mais dans ces cas, elle n'arrive qu'à titre d'adjuvant, parce que la première place appartient aux médications générales.

J'ai longuement insisté sur l'importance capitale du régime, de l'hygiène et des eaux minérales ; et sur les indications précises de la maltine dans le traitement des dyspepsies. Je suis assuré qu'on ne m'accusera pas d'en avoir fait une panacée.

Cette démonstration me paraît aussi complète que possible. J'attends avec confiance la réponse des praticiens.

FIN

TABLE DES MATIÈRES

CHAPITRE III

SUBSTANCES POSSÉDANT UNE ACTION SIMILAIRE A CELLE DE LA MALTINE.

CHAPITRE IV

DE LA DYSPEPSIE.

CHAPITRE V

DIVISIONS DES DYSPEPSIES.

CHAPITRE VI

TRAITEMENT DES DYSPEPSIES.

CHAPITRE VII

TRAITEMENT DE LA DYSPEPSIE SALIVAIRE OU AMYLACÉE.

CHAPITRE VIII

TRAITEMENT DES DYSPEPSIES AMYLACÉES (suite).

CHAPITRE IX

DIVISION ET TRAITEMENT DES DYSPEPSIES HYPOCHONDRIAQUE.

CHAPITRE X

DIVISION ET TRAITEMENT DE LA DYSPEPSIE SULFHYDRIQUE.

FIN DE LA TABLE.

ERRATA

Page   1, sommaire, *lisez* Chassaing, *au lieu de* Chassin.

—   16, ligne 18, *lisez* trouble blanc, *au lieu de* précipité trouble blanc.

—   17,   —   25 et 26, *effacez* bromure et iodure de cadmium ensemble.

—   51,   —   9, *lisez* elle ne renferme pas, *au lieu de* elles ne renferment pas.

— 116, après la ligne 26, *ajouter :*

M. A. Payen a déjà entrevu cette singulière réaction. On lit, page 238 de son *Précis des substances alimentaires :* « Si on délaye « une partie de salep véritable, en poudre, dans 500 parties d'eau, « avec une partie de magnésie calcinée, que l'on fasse chauffer le « mélange, en l'agitant, jusqu'à l'ébullition, on obtiendra une matière « demi-translucide qui, par le refroidissement et un repos de 2 ou « 3 heures, se prendra en une sorte de gelée opaline consistante. »

— 125, ligne 18, *lisez* ignorée; *au lieu de* ignorée.

— 157,   —   23, *lisez* prend, *au lieu de* perd.

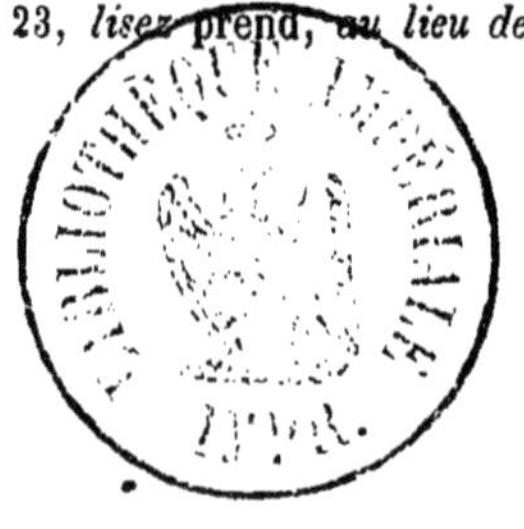

CORBEIL, typ. et stér. de CRÉTÉ FILS.